U0029750

科倫醫生吐真言

醫學爭議教我們的二三事

哈利・柯林斯、崔佛・平區◎著
李尚仁◎譯

Harry Collins &
Trevor Pinch

Dr. GOLEM

How to Think About Medicine

目錄 CONTENTS

序言與誌謝
PREFACE AND ACKNOWLEDGMENTS

在「科倫」(Golem)系列稍早的兩本書中(編按:分別是《科倫:人人對科學都該有的認識》〔*The Golem: What Everyone Should Know about Science*〕和《不羈科倫:你對科技該有的認識》〔*The Golem at Large: What You Should Know about Technology*〕),我們主張最好是把科學與科技的產物視為「工業用鑽石」,而不是精雕細琢過的珠寶——我們的解釋是,科學經常是雜沓混亂的。科學是個科倫,我們在此一書系的第一本書中說:

科倫出自於猶太神話。它是人們用泥巴和水所做成,施加咒語之後變成人形怪物。它強而有力。它每天都成長得更為強壯。它會依照指令為你工作，在敵人環伺的情況下保護你。但它既笨拙又危險。失控的科倫可能會橫衝直撞而毀滅自己的主人；它是個笨重的傻瓜，既不知道自己的力量有多大，也不曉得自己有多麼地笨拙無知。

我們認為科倫並不是一個邪惡的東西，但它有點魯莽。科倫科學不需要為自己的錯誤負責；因為這是我們自己的錯誤。科倫盡力而為，不應該受到譴責。但是我們也不能期望太高。科倫雖強而有力，但是卻是我們自己的技藝之產物。

在此要釐清一個常出現的誤讀，我們強調的不是科倫的危險，而是它立意良善的笨拙。

相較於物理學，談論醫學時，強調科學的笨拙比較不會那麼讓人感到驚奇，因為死亡與疾病總是環繞著我們，我們知道醫學是會犯錯的[1]。但揮之不去的困難問題依然是：「知道醫學會犯錯，那我們該怎麼辦？」就我們稍早兩本書所討論的科學與科技而言，我們主張最需要改變的是我們的認知。如果公眾知道科學與科技實際的運作方式，他們就能夠透過投票等方式，對這些最後會影響其生活的議題做出更好的選擇。就醫學的例子而言，其差別在於身為個體的我們，沒有等待「最後」的餘裕。

換言之，與稍早的兩本書相較，在這本書裡我們與材料有著不同的關係。在先前的著述中，在大多數的個案研究裡，我們重新描述別人已經進行過的科學與科技的原創研究；不過也有一些我們自己的原創研究。在這本書中，我們和材料有著更親密的關係。我們在書中好幾章裡，提到了涉及自身大大小小的戲劇性醫學事件。我們討論自己如何做決定，這是在稍早的兩本書中沒有出現的情況。事實上，我們在本書最後一章，就疫苗注射這件事所產生的歧見，兩度使得這整本書的寫作計劃幾乎要半途而廢，直到找到能夠在單一的分析架構下，表達兩種不同觀點的辦法。因此《科倫醫生吐真言》是比《科倫》或《不羈科倫》更難寫的一本書；在稍早的那兩本書，我們沒有那麼親身直接投入。

在本書中，我們不只要決定該如何思考，還得決定該怎麼做。我們其實還可以使用更多自身經驗：例如，我們其中之一曾經碰到一位治療觀點完全「科學化」(scientized)的醫師，他把診斷過程視為一種「除錯樹」*，而且他從來沒

* 譯者按：「除錯樹分析」(fault tree analysis)將問題的所有可能性，以及每種可能性之後的其他可能性，排列成枝狀結構，再逐一排除找出正確答案。

有親自檢查病人，而是叫病人自己去照X光後，只看技術報告就做決定。這個壞醫師讓我們其中之一經歷了一個極為痛苦的夏天，直到有位藥劑師向他解釋如何處理那其實並不怎麼嚴重的傷害所帶來的極為痛苦的症狀。我們也經歷過正統醫學是如何無法治療作者的慢性背痛，誤診而且用錯誤的藥來治療，直到一位整脊師對他做了簡單的治療之後，背痛才開始得到解決。我們還經歷過醫師為了要求其中一位作者接受重大手術，對他施加不合理的壓力；而結果是很溫和的治療就足以減輕他的症狀，即便沒有完全消除他的病因。

然而，基於這種個人經驗來提出通論是危險的。由於正統醫學代表「官方」的觀點，因此會成為頭條新聞的多是它偶爾的失敗，而不是它持續的成功。每發生一個這種失敗的案例，就會出現更多其他正統醫學做對了，而藥劑師的建議或另類治療失敗的案例。每個這種過度熱衷於激進醫療介入的案例背後，就有更多的案例是醫師建議不要做任何治療，即便其中某些治療會讓私人開業的醫師得到優渥的報酬。事實上我們兩位及我們的家人都曾多次從醫師平靜的預後*、良好的建議，乃至偶爾精彩高明的診斷戲劇性地獲益良多。[2] 但我們都知道，即使我們在生命中有幾次這種幸運的經驗，到頭來我們開始出毛病的身體總會開始提出嚴肅的問題。我們必須要找出辦法，來通過這不完美但經常能出乎意料地運作良好的醫學之迷宮。光指出問題是不夠的。即便無法找到解決的辦法，我們也覺得有義務要提出材料與論點，以幫助我們對這些議題進行更好的思考。[3]

基於這樣的原因，相較於較早的科倫系列，在這本書中我們獨立寫作的內容更多。正好有一半是我們自己原創的研究和對材料的分析；另一半是對他人作品的闡述，而我們只有進行極為少許的干預。這篇序言以及各章所討論的作品與進階閱讀，可在書末的書目中找到。導論、第一、二、八章及結論的初稿是柯林斯所寫；第三、四、五、六章的初稿則是平區所寫；第七章則是重刊自稍早另一本《不羈科倫》的章節。我們都對彼此的作品有所貢獻，因此我們也共同承擔在此該負的責任。相較於科倫書系稍早的那兩本，我們這本書所用的資料來源更為多樣，這也意謂我們必須使用更多的註腳。這是因為對醫療文獻的社會分析，較少有獨立自足的個案研究是旨在探討知識的性質，也較少出自

＊ 譯者按：「預後」（prognoses）是醫師對病情發展的預測

深度田野工作的傳統。另一方面，相關文獻很龐雜。就這兩方面而言，這本書要比科倫系列稍早討論科學與科技那兩本書更難寫，也因此我們的序言和導論都比原先預期來得更長：我們必須解釋，為何要把焦點放在我們所選的有關醫學社會面的極少數著作，而仍能夠說出一些有用的東西，而且我們還必須更致力於發展出一套論點和結構。以下是我們主要的資料來源。

第一章主要根據柯林斯對安慰劑效應相關文獻的閱讀，加上他稍早關於「實驗者效應」（experimenter effects）的著作。柯林斯使用相當廣泛多樣的資料，其中大多數已經列在書目，但他的切入點是閱讀安・哈琳頓（Anne Harrington）編輯的《安慰劑效應：跨學科的探討》（*The Placebo Effect: An Interdisciplinary Exploration*）所收錄的文章。[4]

柯林斯將第二章建立於瓊安・哈特蘭（Joanne Hartland）與他在一九九四年到一九九五年間進行的原創性研究計畫「冒牌醫師：技能的模仿」（Bogus Doctors: The Simulation of Skills，ESRC〔R000234576〕），再加上馬修・王（Matthew Wang）為了本書而對美國媒體進行調查所帶來的新增材料。文章許多段落直接來自於稍早哈特蘭在柯林斯協助下撰寫的文稿。

第三章則基於平區對於麥克・布羅爾（Michael Bloor）論文的重新描述，該文討論扁桃腺切除與否在診斷上的困難，這一章的後半部是平區自己的作品，處理和醫師互動所需要的不同類型技能。

討論另類醫療的第四章，是基於平區對於艾弗琳・理查茲（Evelleen Richards）的專書《維他命C與癌症：醫學或政治？》（*Vitamin C and Cancer: Medicine or Politics?*）的閱讀。我們提出了自己的結論，和理查茲的結論很不同。

在第五章主要來自平區對羅伯・阿諾維茲（Robert Arnowitz）的《了解身體不適：科學、社會與疾病》（*Making Sense of Illness: Science, Society, and Disease*）一書的運用。特別是其中的第一章〈從肌痛腦膜炎到雅痞感冒：慢性疲勞症候群的歷史〉（From Myalgic Encephalitis to Yuppie Flu: A History of Chronic Fatigue Syndromes）。其他的材料則來自於傑洛姆・葛羅普曼（Jerome Groopman）刊登於《紐約客》（*New Yorker*）雜誌的一篇文章〈全身疼痛〉（Hurting All Over），以及李・莫那漢（Lee Monaghan）在《健美、藥物與風險》（*Bodybuilding, Drugs and Risk*）一書關於健美者的個案研究。

第六章處理心肺復甦術的案例，主要基於平區對於史蒂芬・提摩曼斯（Stefan Timmerman）討論此一主題的專書《猝死與心肺復甦術的迷思》（*Sudden Death and the Myth of CPR*）的重新描述，不過同樣地，我們加上了自己的結論，而提摩曼斯並沒有完全支持我們的結論。

第七章重刊《不羈科倫》中的一章（在書寫風格上做了少許修改），它幾乎完全是基於平區對於史蒂芬・艾普斯坦（Steven Epstein）《不純科學》（*Impure Science*）一書的閱讀。雖然柯林斯在此加上簡短的新導論，以說明它為何切合《科倫醫生吐真言》的主題。

第八章則基於柯林斯對於英國MMR三合一疫苗爭論的鑽研，他和卡地夫大學（Cardiff University）的同僚，特別是也在研究這個議題的湯米・皮爾斯（Timmy Speers）及琳西・普萊奧（Lindsay Prior）的討論，此外卡地夫的社會科學院研究社群也為此舉辦了一系列的討論會。平區夫婦擔任典型的受訪者，接受關於其疫苗接種的訪問，特別是百日咳疫苗。

我們非常感謝這些允許其作品遭到「科倫化」（golemized）的作者之慷慨與努力。除了其中一位作者之外，他們都毫不吝惜地花費時間更正我們的誤解。由於較諸科倫書系之前的兩本書，這本書所處理的主題要來得更為個人而具有政治性，因此我們有時候會發現自己偏離了原作者在其作品中的結論與建議；這點我們請讀者自己參閱原著。

我們感謝伊莉莎白・圖恩（Elizabeth Toon）、琳西・普萊奧（Lindsey Prior）、亞歷斯・福克納（Alex Faulkner）、曾思・拉奇蒙德（Jens Lachumnd）、尼克・哈普德（Nick Hopwood）、亞當・羅醫師（Dr. Adam Law）、雷斯・維特西（Les Vertesi）、柯雷・西維曼（Chloe Silverman）以及一系列的匿名審查人所提供有用的討論和評論，並且確認我們在醫學領域的漫遊是由相關文獻所引導的。我們感謝馬修・王幫我們處理最後的手稿。我們的編輯凱瑟琳・黎斯（Catherine Rice）以敏銳的閱讀和無窮的熱心，向我們提出建議，然而，如果有任何的闡述錯誤、風格不恰當以及判斷或分析的錯誤，最終的責任在於我們自己。

導論

醫學既是科學，也是救助

INTRODUCTION

每個人都會生病，每個人都會死亡。如果醫學完美的話，那麼病痛會更少，死亡方式的選擇應該會更多。即便醫學無法逆轉老化的過程，也應該能夠預防疾病和傷害所帶來的夭折。然而實際情況並沒有這麼好；宏觀來看，醫學沒有帶來太大的改變。關於人口健康的研究顯示，我們所熟悉的醫學對於增加人口平均壽命的貢獻很少，相較之下，飲食、衛生以及生活方式的影響則大多了。因此就延長人類這個物種的壽命而言，醫學能做的很有限。如果醫學如此不可靠，那後果是什麼？我們又該怎麼辦？

這既是個抽象的問題，也是個直接而急迫的問題。我們應該花多少納稅人的錢在醫學研究上面？我們是否該繼續捐款給防治癌症的慈善組織？同樣的錢用在改善開發中國家的衛生可以拯救更多的生命，那麼在器官移植用那麼多錢還有道理嗎？這些都是大問題。「小」問題是：對於那正在傷害我或是殺死我的疾病或傷害，我該怎麼辦呢？現在的疫苗接種是否會對我的小孩造成健康風險？在宣稱唯一能治好我的各式各樣療法當中，我該選擇哪一種？我的症狀是「身心症」或是「真正的疾病」所引起的呢？當你必須自問這類問題時，「小」問題就會變成大問題。

為了不要混淆小問題和大問題，我們必須謹記，醫學不是一回事而是兩回事：就像其他的科學一樣，醫學也是種科學，但是它也是救助的來源，在受苦的時候它是紓解與幫助的來源。醫學的這兩面經常發生衝突。這種衝突的一面是迫切性：醫學的科學面追求的是正確，不管這得花多少時間；但醫學的救助面必須在當下提供答案。相關的另一面是「受苦的單位」：雖然醫學的科學面為整體人口的壽命延長貢獻很少，但是當我們個人受苦尋求救助時，醫學所能做的卻意義重大。在這樣的情況下，我們需要的不是長遠的醫學科學，而是短期的解決辦法，或者至少給我們希望。也許長遠之後我們的醫學科學所達成的知識，會能夠同時回答大問題與小問題。我們在第一章會解釋這一點，在結論也會再加以討論；但目前而言，大問題和小問題經常處於緊張關係，兩者在各自的脈絡中各有其道理。

這兩者之所以會有緊張關係，是因為願望可能會對醫學的科學面造成傷害。願望可能會導致我們要求將資源從可能可以帶來長遠進步的活動，轉移到那些提供短期幫助甚至虛假幫助的地方。哲學家巴斯卡（Blaise Pascal）曾經解釋，我們應該賭上帝是存在的，因為賭輸的代價非常少；但如果賭上帝不存在而賭輸的話，付出的代價卻是永遠淪落地獄。醫學的巴斯卡式賭博可以用健康來取代救贖；在這場賭博中，個人採取巴斯卡的立場是很合理的，下注在一個可能治好個人的療法，不管機會多渺小，都是合理的，因為另一個選擇是死亡；但是把賭注下在長遠後能夠增加集體福祉的機會，而非個人的好處，也同樣合理。這種緊張關係構成本書的骨幹：醫學的科學面與救助面的對立，或者用另一種方式來說，這是個人利益與集體利益的對立，也可以說這是短期和長期的對立。我們認為那些因而困惑的人，如果能夠瞭解這些緊張關係及其如何產生，會比較容易進行醫療判斷。[1]

主題：個人與集體

若要挑出本書其中的一章來代表這種緊張關係的基調，那就是討論安慰劑效應（placebo effect）的第一章。而討論愛滋病治療與疫苗接種的最後兩章，可視為是對第一章的反思。第一章、第七章與第八章等章節以鮮明的形式呈現這個主題，而這主題也以隱喻和實質的方式涵蓋了第二章到第六章的內容。安慰劑效應指的是，對病人施予生理上沒有直接效果的藥物與治療所帶來的病情舒緩。這個名詞來自於拉丁文*placere*，意思是「取悅」；假藥與假療法經常和真藥與真療法有同樣好（或同樣糟糕）的療效，而對這種現象的理解，目前還無法超出「身心互動」的說法。安慰劑效應顯示，醫學對其研究課題頂多只有部分的掌握。安慰劑效應可以幫病人帶來改善，但同時也是醫學科學的一大尷尬。這點簡潔扼要地說明了本書主題，安慰劑效應阻撓了醫學科學的進步，雖然它是個別受苦者的一個救助來源。醫學騙子和看似超乎今日生物學因果概念的另類醫學療法，為何能夠持續存在？安慰劑效應可以是個合理的解釋：它們之所以有效，是因為它們能強化心靈影響身體深層運作的狀況。這並不是說這些另類治療沒有它們所宣稱的效果，醫學的不確定性使得曾遭嘲笑的療法，有可能後來卻獲得醫界接受和重視，而原本採納的療法則遭到淘汰。且讓我們先把注意力放在那些透過心靈來產生效果的療法。假如醫學的經費資源有限，當對另類治療的需求越來越大時，我們認可的醫學科學所能得到的政治支持與財務支持就會越少。結果就是，對病人有利的事情，卻對醫學成為「科學」的發展構成了阻礙。

當然，也許有一天我們對因果關係的理解可以涵括身心的互動，這也是科學必然試圖要達成的。如果實現這點，那麼在救助與科學之間的緊張關係就會消除一部分。然而安慰劑效應現在帶給我們許多兩難。

在第一章我們會討論到安慰劑效應帶來的後果之一，是需要使用隨機對照試驗（randomized control trial）。在隨機對照試驗中，對一組隨機選出來的病人施予正要接受試驗的藥物或療法，另外一組則給予安慰劑，試驗者和受試者都不知道自己拿到的是受試的藥物或是安慰劑。隨機對照試驗很清楚地描繪出我們的主題。你是個罹患了致命疾病的病人，正在接受剛研發用以治療此一疾病之藥物的隨機對照試驗。你會比較喜歡被分配到控制組或是實驗組呢？

如果你是個完全秉持公共精神的人，你就不會在乎，而只關心醫學科學以及長期的集體利益。你會很樂意參加實驗，來證明新的治療是否能以符合成本效益的方式來保障下一代的生命（成本效益是集體利益的隨身伴侶）。但如果你還懷有那麼一點私心的話，你會希望自己被分配到實驗組，因為比起安慰劑，新藥可能有比較大的機會拯救你的生命。分在實驗組，在最好的情況下會讓你病情舒緩，而在最壞的情況下則只是帶給你希望。在對舊金山愛滋病患者進行的AZT愛滋病藥物的效果試驗，此一緊張關係展現無疑。本系列叢書的前一本書《不羈科倫》就已經描述了此一研究，本書第七章予以重刊並加上新的簡短導論。[2]愛滋病人處理此一衝突的方式是破壞科學：他們彼此平分藥物與安慰劑，好讓每個人至少有機會接受可能有效的生化治療物質的一半劑量；這也意味著醫師沒辦法知道此一藥物是否有效。在這個案例中，公民選擇追求治療，而非追求真理（稍後他們改變了立場）。

疫苗接種帶來另一個密切相關的問題。在大多數的情況下，疫苗接種對個人和集體都有好處；受到接種的個人對疾病產生免疫力，如果大家都廣泛接受疫苗接種的話，疾病就會絕跡，整個人口都受到保護。天花就是用這種方式消滅的。但如果疫苗接種本身是危險的（而大多數的疫苗都帶有微小的風險），那麼對個人最有利的方式是，其他的人都接種了疫苗，導致疾病的消滅，而使得自己獲得保護；這被稱為「群體免疫性」（herd immunity），而自己則不用冒接種所帶來的風險。[3]因此，如果當某種疫苗被認為可能帶來傷害，但整體而言接種行動卻有可能消滅一種疾病時，父母就面臨了痛苦的選擇。

在二〇〇二年初時英國有些父母開始相信，麻疹、腮腺炎與德國麻疹的三合一疫苗（ＭＭＲ）有時候會導致自閉症。一位醫師以及少數的支持者發表一篇論文討論這種可能性，雖然整體而言醫學社群否認有任何證據顯示這種關聯的存在。稍後更多探討群體風險的流行病學研究也否認這種風險，換言之，使用ＭＭＲ三合一疫苗並未改變該群體的自閉症發生率，而相較於沒有使用這種疫苗的國家，使用ＭＭＲ三合一疫苗的國家其自閉症的發生率並沒有比較高。然而，媒體大肆報導某些兒童在接種ＭＭＲ三合一疫苗後出現的自閉症症狀，使得父母的憂慮大為增加。這裡的難處在於，純就統計學而言必然會有這樣的案例：在隨機的狀況下，必然會有兒童在接種ＭＭＲ三合一疫苗之後開始出現自閉症的症狀（自閉症的原因目前不清楚）。父母回報子女在接受三合一疫苗注射之後出現自閉症的案例整體數量，並未超過純粹隨機的期望值，但對受害父母而言，這種巧合仍是非常戲劇性且傷心的。

在這種情況下，巴斯卡的賭博邏輯告訴父母：「就算是最小的風險，也不要拿你孩子的健康當作賭注；就算那名特立獨行的醫師看法正確的機率只有百萬分之一，也應該避免疫苗接種。」但如果所有的父母都依循這個邏輯、按照自己的利益來行動的話，那麼麻疹這類疾病就會流行起來。表面上看來，他們不接種可以獲得當下最佳的利益，但結果卻不是如此，因為長期看來，小孩感染麻疹的健康風險，毫無疑問要大於ＭＭＲ三合一疫苗接種的風險。[4]

這是政治理論和經濟理論所謂「囚徒的兩難」（the Prisoner's Dilemma）的典型例子。[5]雖然由於流行病學研究的統計性質，少數兒童因為疫苗接種而得到自閉症，仍舊存在極微小的可能，但解決之道仍是每個人都根據公眾利益行事。這裡要強調的是，目前絕對沒有任何證據顯示ＭＭＲ疫苗接種會引起自閉症；只不過這點沒有辦法絕對地排除（任何科學都很難絕對地排除任何反面的假設）。[6]就ＭＭＲ三合一疫苗這個案例而言，由於證據是如此地懸殊，不難看出父母正確的選擇是讓孩子接種疫苗；然而在其他的案例，選擇可能會遠為困難。[7]

主題二：與醫學的互動

《科倫醫生吐真言》的第二個主題，是我們與醫學的不同互動方式。在科倫書系稍早的兩本書中，我們主張要理解我們和科學與科技的關係，關鍵在於把它們視為專家技能（expertise），而不是邏輯與事實的組合。我們把科學家的技能和律師技能、導遊技能、汽車技工技能、水電工技能相比擬。醫學也是一種專家技能，就診就好像在和一位專家互動。

甚至，可以在外科找到醫學充滿「手工藝」（craft）的那一面。每個人體都呈現出巨大的差異。如果說人體像一部汽車的話，那麼人體就像是一部早於量產時代的汽車。模型或醫學教科書對人體的呈現是簡化過的、是風格化及理想化的。外科醫師把身體打開時，不會發現這條血管或那個器官就像插圖裡面所呈現的那樣；他們得探索與定位病人的身體，就像探索未知的領域一樣。即便技巧高超的醫師有時也會迷失方向。[8]

汽車與活的身體的另一個差別，是後者在相當大的程度上能夠自我修復。在大多數時候，活的身體即使放著不管也會自我修復。就這兩點而言，這使得醫學變得困難許多。首先，治療的有效性很難衡量，因為我們永遠無法知道療癒是來自於之前的醫療介入，或是身體自己把自己給治好了。其次，療癒的達成通常不是因為替換或修理某個損壞部分，而是對自我療癒過程的介入。即便是重大的外科手術，也有賴於身體自己將傷口癒合。由於自我治療過程仰賴許多因素，但這些因素又是醫學科學和醫學技術所無法理解與控制的，所以要了解治療失敗的原因是非常困難的，即便在熟知主要因果關係的情況下也是如此。

生理上的差異只是事情的開端。人們的歷史、環境、心理狀況與行為都各自不同。安慰劑效應告訴我們，病人的企圖、心理以及社會環境都是會影響治療過程的因素。病人的身體狀態有賴其一生當中的飲食、是否吸菸、是否憂慮、是否受到關愛，及其攝入體內東西的影響。我們可以說，一個人有生以來其遺傳和生活的互動，會帶來幾乎可說是無限變化的可能；在治療時，上述情況既會影響起初的病因也會影響治療的過程。我們如果想要如同瞭解汽車那般深入瞭解人體，就必須解決社會科學、心理科學以及生理科學的種種問題。

基於這些理由，相較於汽車與技工的關係，病人在醫病關係中所佔的比重要來得更高。只要病人還有意識，這種關係就比較像是光顧髮廊，而比較不像是光顧汽車修理廠。當我們造訪美髮師時，雙方會對等地討論什麼是「適當的做法」，同時我們也會描述我們想要達成的最後狀態。在我們與美髮師的互動即將結束時，我們會在鏡子裡觀看結果，並討論是否達成理想。理髮師如果沒有考慮到「被理髮者」的內在狀態（顧客的慾望）及外在狀態的話，他的工作就無法讓人滿意：只有當顧客剛到髮廊時對頭髮的那種不滿意消失掉之後，「生病的」頭髮才算是「治癒」；只有在雙方互動結束，都同意治療已經達成，美髮師才能確定病人對於疾病的概念是什麼。當然有時候某個美髮師會堅持，其看法要比顧客的願望來得更正確，而這所帶來的緊張關係有時會很滑稽。就美髮而言，我們知道在這種情況下美髮師已經超過其權限了。

就像美髮一樣，醫師經常要靠病人來描述疾病的症狀，因為這只有病人自己才知道。有時這會是很困難的，因為病人可能不善於描述症狀，或是想像力太過豐富。此外，引起疾病的狀況，也就是所謂的「病史」是很重要的，而這也只有病人自己才知道。最後，也許只有病人這個對其內在狀態唯一的見證者，能夠說自己是否已經痊癒。醫師和病人對於疾病的狀態和嚴重性出現看法不同的機會，要比美髮師及其顧客出現分歧的機會更多。社會學家或許會說，這種互動的性質，乃至醫學專家技能和病人自我診斷技能的界線，是處於不斷的「協商」中。

「界線在哪裡」有賴於許多事情。例如，它有賴於各方的力量與利益，而且在某種程度上又有賴於疾病或傷害的種類。手術中受到麻醉的病人是沒辦法加入討論的。如果顧客是在意外、暴力或生理創傷下失去意識的受害者，那麼連最開始的討論都不可能。

在歷史上，隨著醫學被視為一種「科學」，醫師的力量就增強了。在十九世紀之前，病人可以從藥師、產婆、外科醫師或醫師那裡購買服務，而這些專家的知識就很像理髮師。顧客或許沒辦法自己剪自己的頭髮，但他們知道他們想要剪出來的髮型。就醫學而言，病人觀察自己的內在狀態，而能夠合理地宣稱他們知道還需要用幾條水蛭，或是該拔罐了。受過專門訓練的眼睛或許可以從尿液的狀態看到特別的線索，但每個人都可以看看自己的尿，再決定他是否要同意醫師的看法。醫師為了找到病人無法提出異議的疾病分類方式，必須進入私密的領域。[9]例如，醫師透過將死掉病人的身體打開，就能發現該疾病的原因，這是該具屍體所無法辯駁的；活著的人只知道他的身體這裡或那裡在痛，或是發燒了等等，但沒辦法知道他的腸子有個腫塊。從事解剖的醫師犧牲了與病人的對話而達到更高的權威。使用特殊的工具也同樣的效果。一八一九年引進的聽診器需要使用的技巧和詮釋的技巧。聽診器創造出一套論述，只有訓練有素的聽診器使用者才能分享。病理解剖和聽診器開始將病人排除在醫學的科學論述之外。

新的生命科學以及現代醫學某些面向具有龐大的技術複雜性，使得天平更傾向醫學的科學面以及醫師的權威。權威的高峰或許是第二次世界大戰結束後的十年，科學在那時似乎可以不受質疑地進行統治。然而一九六〇年代以來，醫學的批評者以及對科學性質慢慢成熟的理解，在某種程度上削弱了醫學的傲慢。醫病之間、內行人和外行人之間適切的關係為何？這樣的問題被再度提出。第三章會詳細討論進行診斷時的醫病關係。

正如我們在前一本書《不羈科倫》中所指出，不是只有具備正式資格的人才稱得上是專家。在那本書中，我們遇到對其動物擁有專家級認識，而且對當地生態具有深層知識的牧羊人。在愛滋病治療的社運人士這個案例，我們也同樣指出這點（第七章）。這些社運人士取得足夠的醫療專業知識來影響醫學研究者，進而改變了臨床試驗的執行方式。

本書第二章順便考察了不具資格的人，能將其有用的醫學技能發展到何等程度，在該章我們描述了冒牌醫師驚人的成功。醫療有相當的一部分是和給人安慰有關，更有很大部分是從做中學來的技藝；協助醫師的護士團隊精通了其中許多的專家技能，不管他們所協助的醫師是真的還是冒牌的。基於這些理由，通常冒牌醫師如果被逮到，幾乎都不是因為他們在執行醫學步驟時發生疏失，而是因為他們生活中某些和醫學無關的方面出了問題。

「冒牌醫師」同時也闡明了本書的一個主題，那就是個人和集體之間的緊張：和一般常識的看法相反，在許多種病況下，個別的病人由有經驗的冒牌醫師來治療，或許會比讓一個剛從醫學院畢業的新手治療來得好。但很少有人會在知情的情況下選擇冒牌醫師，官方不會也不應該提出支持冒牌醫師的政策。就集體的層次而言，更多的正式訓練優於更少的正式訓練，而有效的執照體系是件好事，儘管在個人的層次上不見得如此。

我們可以說冒牌醫師這個案例所呈現出來的緊張關係，在某種程度上已經透過醫療輔助人員*的訓練與執照制度，乃至於急救人員的培訓來解決了。對醫療周邊輔助人員和急救人員的訓練，就是認可了醫學的手工藝那一面是非醫學專業者有可能精通的，以及他們透過從做中學來習得這種手藝的能力。第六章處理的是，只有受過簡單訓練的人所執行的重要醫療介入——心肺復甦術（cardiopulmonary resuscitation techniques, CPR）的使用。近年來此種技術已經成為一般緊急救援服務基礎建設的一部分，由一般人（而不是醫療專業人員）學習口對口人工呼吸等技術，公共空間則配備了心臟去顫器（defibrillators）這類的心肺復甦科技。

有趣的是，回顧這些技術引進的歷史顯示，就像一些其他的醫療介入一樣，在集體的層次上，沒有太多證據顯示心肺復甦術在拯救生命上帶來多大的差別。所以這個案例再次彰顯了我們的主題：心臟病發作或呼吸中止的個

*譯者按：醫療輔助人員（paramedics）通常指救護車隨車人員這類不是醫學院畢業但可以執行某些醫療業務的專業人員

人仍會希望有人能夠使用這些技術來救他們的性命，即使整體而言這樣的機率並不高。

我們已經說明，由於人體與生命的性質，意味著在醫師和有意識的病人之間必然有著高度的互動。我們也提出，醫學的「手工藝面」使得我們在選擇由誰來治療我們時，可以在經驗跟資格之間做選擇。今天，隨著我們對於專家技能的性質有更好的瞭解，便必須做更多的系統性選擇。[10] 我們可以把這些選擇區分為三個層次。在最基本的層次上，公民也許會想要在「不同的專家之間做選擇」。當公民在正統醫學的專家之間做選擇時，會詢問不同醫師的第二個意見，或許也會尋找另類治療——在背痛時採用整脊術而不是外科手術，使用針灸而不是服用抗憂鬱藥物。我們在第四章描述了癌症的一種另類療法，來闡明這種選擇的面向。諾貝爾獎得主鮑林（Linus Pauling）和一位蘇格蘭醫師伊旺·卡麥隆（Ewan Cameron）組成的團隊，提出用高劑量的維他命C來治療癌症。著名的梅約診所（Mayo Clinic）對此一療法進行了兩次深受爭議的試驗。我們檢視了梅約診所和鮑林與卡麥隆之間的辯論。這些試驗遭遇了我們所熟悉，且稍早的「科倫書系」已經討論過的「實驗者的迴圈」（experimenters' regress）。雖然醫學對這些療法最終的科學判斷是否定的，然而，個人在其他的希望都破滅之後，可能仍舊會想要嘗試這樣的療法。而在統計學與分析方法上有足夠的縫隙，讓這樣的選擇變得合理，雖然我們主張這仍不足以支持在維他命C的研究上花費更多的公共經費。

隨著教育水準的提高以及容易取得網路資訊，使得公民有可能進行另外一種互動。就像早期的醫學那樣，公民可以發展他們自己的技能，而和醫師進行更為平等的對話。有時候病人的專家技能可以達到相當高的程度，我們將之稱為「互動型專家技能」(interactional expertise)，我們在第八章討論的百日咳疫苗接種就是這樣的案例。[11]這裡的危險是，病人可能對其所擁有的知識有了錯誤的印象，因為網路上的資訊可以非常有說服力，但真正的知識內容含量卻很小。此外，如果花幾個小時閱讀文獻就能讓一個人變成專家的話，那就不需要有醫學院和「從做中學」這回事了；任何帶有工藝成分的專業，實習都是不可或缺的，醫學也是如此。[12]然而，這並不意味著任何試圖取得專家技能的嘗試，都是基於錯誤的自信。這種與醫學世界的互動，我們稱之為「試著成為專家」。

當病人罹患糖尿病這類的慢性病時，他們幾乎是沒有自覺地發展這種專家技能，而對自身的生理發展出高度的技術性理解。

我們可以把第三種的互動方式稱為「試著成為科學家」，第五章便描述這樣的狀況。該章處理的是公民結合在一起，針對醫學界不承認的新疾病，試圖確立其存在。例如，我們見到波灣戰爭的退伍軍人試圖建立「波灣戰爭症候群」（Gulf War syndrome）的存在。一九九一年沙漠風暴戰役（Desert Storm campaign）的退伍軍人彼此聯絡，發現他們都罹患共同的一些症狀，他們相信這是由坦克的貧鈾彈、或是敵人使用的化學武器、或是他們接種用來預防生化攻擊的疫苗所引起的。另一個例子是「慢性疲勞症候群」（chronic fatigue syndrome，CFS），或稱為肌痛腦炎（myalgic encephalitis）。究竟慢性疲勞症候群只是我們在事情不順遂時，都會正常感受到的疲倦或沮喪呢？或是它是由病毒這類東西所引起，而應該視為一種確切的疾病呢？或許「重覆性勞損」（repetitive strain injury，RSI）是另一個介於疾病與「身體某部位」筋疲力盡之間的例子。就病人在心理上的自我定義、醫學科學的角色以及財務補償的權利而言，這樣的爭論關係重大。在這些案例中，自我診斷者組織起來試圖介入，以定義自己是罹患了一種疾病，而不只是缺乏應付外在世界的能力。

這些案例超越了僅是「成為專家」。如果病人能夠確立這些新形式的疾病，或甚至建立相關的新治療方式，我們就必須承認他們已經發展成為所謂的「貢獻型專家技能」(contributory expertise)，而不同於互動型專家技能。在第五章我們確實碰到這樣的團體，他們自稱是「常民科學家」(lay scientists)，致力於定義新的疾病。我們在該章也檢視了健美者(bodybuilders)這個團體，他們建立起藥學與身體反應的足夠知識，能夠管理、維持與評估服用類固醇藥物的不同方式。[13]

不確定性

《科倫醫生吐真言》前兩個主題之共同背景就是醫學的不確定性。醫學是不確定的，這在今天已經不是新聞；稍早的科倫系列也指出，整體而言科學也是不確定的。因此，本書只有一章的主旨是要闡明醫學的不確定，那就是第三章，討論扁桃腺炎、扁桃腺切除這種醫學介入的盛行，以及一般的診斷過程。然而本書的每一章也都揭露了醫學的不確定性。安慰劑效應是醫學不確定性的核心；關於維他命C的爭論、關於心肺復甦術有效性的問題、關於和疲勞有關的新型疾病是否存在的辯論、要透過其治療方式來辨識冒牌醫師的困難，乃至於對疫苗接種政策的疑問，都闡明了醫學的不確定性。比較骨折治療方法的隨機對照試驗顯示，即便是醫學的黃金標準，也不過彰顯了醫學科學並不知道個別身體內部的因果作用。

有鑑於此，再加上醫學對於平均壽命的影響很小，這很容易演變成反醫學與反科學的反應。然而正如我們試圖闡明的，這並不是正確的做法。醫學仍舊提供救助，而醫學「科學」仍舊提供長遠的希望。醫學畢竟做了一些正確的事情，而我們可以從一個簡單的例子來看出此點。如果我們不是對抗生素的力量印象深刻，就不會對抗藥性細菌的散播如此擔憂！抗生素的問題不是出在科學的不確定性。我們過度使用抗生素，是因為對它們的有效性印象深刻。我們也是靠醫學「科學」才能解釋為何過度使用抗生素是危險的：不幸的是，我們沒有根據我們的知識來行事。這裡的科學是紮實的，可是個人仍舊堅持使用抗生素來治療病毒疾病，而抗生素對病毒疾病是無效的；或是用抗生素來治療輕微的疾病，而實際上最好是讓身體的免疫系統自己建立起力量來因應。更不用說畜牧業在經濟利益的驅使下，讓家畜服用抗生素。科學在此並沒有錯，是忽略科學才帶來了危險。我們在《科倫醫生吐真言》這本書所要做的，是在揭露出醫學的疑問和困難，與合理使用醫學專家知識之間，開出一條路。

我們的選擇

這本書也使我們兩位作者必須做出選擇。如果我們關心的只是要以最具成本效益的方式來拯救或延長最大量的生命，那麼這整本書就可以縮短到一段話。我們會簡單地說，目前我們所有花在醫學科學上的錢，都應該花在疾病預防。在已開發的世界，我們應該把錢花在增進人們了解飲食、運動的需要，以及服用某些藥物（特別是菸草）、危險駕駛以及衝動性行為的有害效果。如果還要更具成本效益的話，我們就應該不要理會西方世界，而把所有的資源都放在改善開發中世界的衛生與飲食。[14] 我們承認這一面向，但仍舊選擇跟類似我們的人（那些已開發世界的富裕居民）對話。我們討論我們的稅金應該怎麼花、應該給各種醫學研究多大的支持，以及在面對自相衝突的資訊時，該如何選擇那種治療。我們是知識的分析師，關切的是醫學知識以及它和個人的關係。由於醫學的科學研究主要是在已開發世界進行，因此我們關切的是已開發世界。

我們另一個選擇是試圖解釋某些原則，而不太考慮已開發社會的經濟與政治脈絡。例如，今天有許多的醫學研究是製藥公司在進行的，如果製藥公司不能透過壟斷某些物質而帶來利潤，那麼花大錢闡明該物質在生理上的潛能，並不能使製藥公司獲得利益。[15] 因此，如果某些大家所熟知的尋常物質無法申請專利的話，即使它們對某種特定疾病的療效，優於公司保密的私人實驗室所研發出來的昂貴新藥，也不太可能獲得測試。同樣地，另類醫療的經營者若能使其產品納入國家醫療補助的範圍，或至少使其成為國家認可的療法，將可獲得鉅額利潤。有些壓力團體也有財務動機來界定某些新的疾病。醫療是在法律架構下進行的，這也會影響診斷與治療。我們也很確定，至少有某些人可以透過推廣自認為是「自然」或「整體」(holistic)的治療方法，而獲得經濟學家所謂(一種難以衡量)的「效用」(utility)。簡單地說，醫學是鑲嵌在我們所謂的「魔法產業複合體」(magico-industrial complex)中，這本書所敘述的某些故事也是如此。然而魔法產業複合體不是我們的主題。我們的主題是：在不確定性與緊張的關係下進行醫學判斷，即使是執行最良好且最不帶偏見的科學，也會出現這樣的不確定性與緊張關係。我們在較早的科倫系列書中已經指出，即使是最好的科學與科技也很難解決爭論；而在各門科學當中，醫學是最充滿爭議的。這種內在於醫學的不確定性已經提供這本書足夠的問題，而這些問題也是我們選定的核心主題。

CHAPTER 1 醫學的核心破洞：安慰劑效應

醫學的科學核心有個破洞，這個破洞是安慰劑效應。安慰劑效應是個技術名詞，用來指稱在沒有明顯物質介入的情況下，心靈治療身體的力量。有時候這種效應是由服用假藥所引起，通常這種假藥是由對人體不起化學作用的物質所製造的藥丸。這種藥丸被稱為安慰劑——拉丁文原意是「取悅」。

我們之所以稱安慰劑效應是科學醫學的核心破洞，是因為每次新的藥物或新的療法在試驗時，都必須和安慰劑效應對照；這就是認為安慰劑如此地強而有力，以致於藥物都必須要與之比較，否則幾乎無法辨認健康的改善是來自於藥物的生物學作用，或是來自於病人和醫療人員、醫療器材或「醫藥」和其他「治療」的心理效果。這意味著每當一種新藥或新療法試驗成功時，醫學專業成員實際上同時宣布了兩件事情：

1. 他們宣稱：「我們是如此專精的醫學科學家，能夠發明新的藥物和療法。」他們測試新的藥物並揭露其正面效用，以此支持上述宣稱。

2. 他們宣稱：「我們是如此差勁的醫學科學家，無法了解心靈和身體如何互動。」他們只知道用一種方法來排除心靈對身體的作用：把新發明的療法和假的版本兩者效果做比較。這樣做，恰好揭露了他們是多麼差勁的科學家。

此外，儘管醫學科學耗費巨大的努力來研發新的藥物和療法，但令人尷尬的是，在很多情況下假的療法通常和真的療法一樣好，甚至更好。

安慰劑效應與其近親

不幸的是，安慰劑效應與其近親要比上述文字描述還更為複雜。要了解今日的醫學科學和安慰劑效應的關係，我們必須在一間有趣而扭曲的哈哈鏡廳堂裡遊歷一番。我們必須區分「真安慰劑效應」與「假安慰劑效應」，並且要在期待效應（expectancy effects）和報告偏差（reporting biases）當中找出一條路。我們開始吧。

實驗者的報告效應

先考量那些執行藥物試驗的人。實驗者對於試驗的結果懷有某種希望和預期。當實驗結果模稜兩可時，實驗者的期待通常會影響他們對結果的「解讀」。心理學家在一九六〇年代指出此一現象有巨大影響，會危及該學科實驗工作的基礎。不過心理學家在他們的學科所見到的，只不過是無意識的報告偏差之極端例子，這種無意識的報告偏差會出現在包括物理科學在內的所有科學。在之前的「科倫系列」中，我們舉例說明彼此競爭的科學家在物理學以及其他學科的實驗中，如何以非常不同的方式來爭論實驗的結果，並且以非常不一樣的方式解釋實驗結果。雖然有各種微妙的原因導致不同的詮釋，就藥物試驗這個案例而言，我們關切的是所謂的「實驗者的報告偏差」(experimenter reporting bias）。報告偏差不同於安慰劑效應，因為它是心靈對（實驗者的）心靈的作用，而非心靈對（實驗受試者的）身體的作用。報告偏差並不會改變身體；它只改變了實驗者對身體改變程度的認知。

報告偏差在某種程度上是可以避免的，只要負責分析實驗結果的人不知道要怎麼預期其結果。換言之，分析者必須要對實驗的意義「盲目」；要做到這點，通常是把受試者隨機分成治療組和安慰劑組，而分析者無法得知他們的組別。

病人的報告效應：偽安慰劑效應與真安慰劑效應

現在我們想像正在試驗一種藥物對憂鬱症的效果。憂鬱症是種主觀狀態，對藥物效果的衡量很可能是透過病人所做的某種報告來達成。病人會說藥物是否讓他們覺得好一些，或者患者會透過填表格來記錄情緒改變的狀況，而表格的設計會鼓勵病人揭露出更多的細節。報告效應在此又有另一個機會來產生影響。如果有些病人相信他們正在接受強而有力的抗憂鬱藥物治療，而其他的病人則認為他們服用的是沒有作用的物質，那麼病人在報告他們的感覺時，就可能出現偏差效應。如果他們認為藥物會讓他們有所改善，那他們很可能自認為感覺比較好了——即便該項藥物完全沒有發揮生理作用。相對於實驗者的報告偏差，我們可稱此為「病人的報告偏差」(patient reporting bias)。如果這在病人身上沒有實際產生生理作用，我們可稱之為「偽安慰劑效應」。

當然，如果病人預期藥物會改善健康，那它可能會造成實際改善，因為樂觀放鬆等心靈狀態可能會影響身體的狀態，這是「真安慰劑效應」。真安慰劑效應通常在實際上或有可能測量到生理上的改變，例如像是腦的腦內啡（endorphins）這種讓人愉悅的化學物質的濃度增加，或是免疫系統的強化，或是傷口痊癒情況更加良好。就關節炎這個例子而言，很難說在疼痛感減少之後活動力的增加，應該歸類為生理的改善（由於腦內啡增加）或心理的改善：兩者之間的界線並不清楚。不過重點仍是實際上服用安慰劑，但認為自己正在服用強力藥物的病人，其報告可能受到偽安慰劑效應（也就是真正的報告偏差）所影響，或者也可能受到真安慰劑效應的影響。

主觀何時是客觀的？

憂鬱症這樣的疾病當然很難區分報告偏差和安慰劑效應。例如，一個憂鬱症病人在試驗當中只是由於報告偏差的結果，而覺得自己比較好，難道這不意味著他們真的覺得比較好嗎？覺得自己比較好難道不就是真的覺得自己比較好，即使沒有任何生理學的證據顯示你真的覺得自己比較好？這是衡量精神分析或類似療法的效力時，所會遭遇到的問題之一；這類治療的進展找不到生理學上的相關指標。

我們或許會認為，在那些治療效果的評估能用比病人自己的報告來得更直接的方式加以衡量的療法，就可以避免這樣的問題。例如病人治療前後的肺功能變化，可以叫他們用吹氣來加以試驗，或是紀錄病人在跑步機上可以走多久，來做為肺部治療的判準。然而在執行這些任務時，一個人對自己表現的預期也可能影響其表現，即便他的生理狀態沒有改變。病人會多麼努力地吹氣或走跑步機，其實也是他們對治療有效性的信心的一種自我報告，在這樣的狀況下，並沒有真正的安慰劑效應。[1]

期待效應

讓事情更加複雜的是，不能把實驗者和受試者設想為各自獨立的團體。心理學家在一九六〇年代指出，由第三方測量到的學童表現，會受到教師的預期所影響。如果老師預期學生會表現好，相較於那些老師預期會表現不好的學生，前者的表現通常會比較好；即便報告偏差經由盲目措施加以排除之後，那些老師期待會表現得好的學生，通常要比老師期待會表現不好的學生，要表現得更好。就這個例子而言，實驗的受試者受到老師的態度所影響；老師的鼓勵讓學生對自己有更高的期許，而達成更大更高的成就。我們稱此為「期待效應」。

期待效應也可適用於醫學治療，如果治療者對治療效果表現出樂觀的態度，這種樂觀會傳遞到病人身上，而同時強化病人的報告偏差以及真正的安慰劑效應。

就醫學科學而言，即便在測試中，物質或實際治療在生理學上是沒有作用的，有四種效應會帶來正面的結果。這四種效應分別是：

1. 實驗者報告偏差；
2. 偽安慰劑效應——又稱為病人報告偏差；
3. 病人心理影響其生理的真安慰劑效應；
4. 病人受到實驗者影響而導致的期待效應。4會強化2與3。

由於這四種影響，因此在實驗中以人類為受試者時，受試者和實驗者都必須要「盲目」。例如在藥物試驗時，為了要避免效應2，病人必須不知道他們服用的是真藥還是假藥；為了要避免效應4，實驗的執行者必須不知道他們給病人服用的是真藥還是假藥；而為了要避

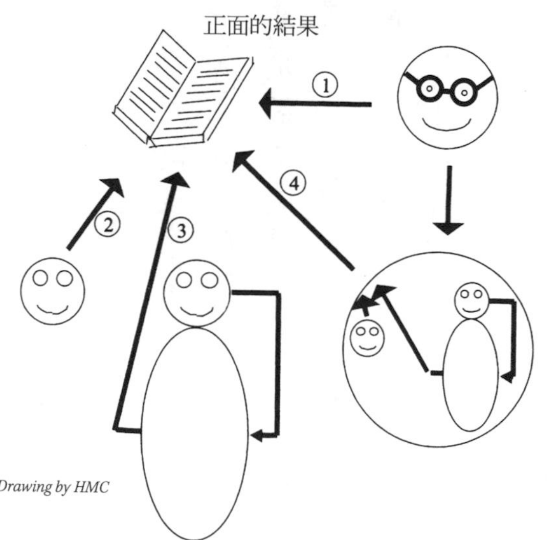

圖一
安慰劑效應的元素
(1) 報告偏差
(2) 偽安慰劑效應
(3) 真安慰劑效應
(4) 期待效應

免效應1，分析實驗結果的人必須不知道哪些病人服用的是真藥、哪些病人服用的是假藥。採取所有這些預防措施的實驗，稱為「雙盲」(double-blind)實驗：在實驗結束之前，實驗者和受試者對於實驗的意義都是盲目的。在典型的雙盲試驗中，只有在衡量每個受試個人的治療效果後，才會揭露實驗組和安慰劑組(控制組)的代碼。

生理學效應

為了接下來的討論能完整清晰，我們必須記住藥物或治療還可能以第五種方式來影響病人的福祉：它可能具有醫學科學所設計或發現的效果。我們稱此為「直接的化學或物質(／生理)效應」，或有時稱為「直接的生理效應」。我們會將此和「間接的化學、物質(／生理)效應」做對比，後者是心靈影響身體的結果，雖然這種影響是透過某種物質的中介，像是腦部的腦內啡增加或是免疫系統的強化。在我們前面提到的四種分類當中，第一類和第二類既沒有直接也沒有間接的物質或化學效應；而第三類則包含了間接的化學或物質(／生理）效應；第四類則可以強化這兩者。

安慰劑效應是虛構的嗎？

至少從一九五〇年代起，現代醫學就認為安慰劑效應在科學上已經成立。研究顯示如果施予安慰劑的話，大約有百分之二十到百分之七十不等的病人似乎可以由此受益。其中或許最讓人驚訝的是安慰劑外科手術：適當地麻醉病人、切開皮膚，但實際上卻沒有接受有意義的手術；根據報導這樣的手術高度有效。有時候假的手術甚至似乎比真的手術還更有效。例如，它似乎對某些種類的胸痛和背痛有效。一九九〇年代中期的研究顯示，這對膝關節炎有效；只把病人的膝蓋切開，其治療效果和那些對膝關節進行刮搔沖洗的效果一樣好；而一般認為後者是膝關節炎高度有效的標準療法。

不幸的是，這些看來很簡潔明瞭的發現還是引起爭論。現在我們必須穿越另一個更為扭曲的哈哈鏡廳堂：身體不適的人即便沒有接受任何治療也有可能痊癒，而接受安慰劑治療的病人和接受大量醫學介入的病人，同樣可能都是以大略相同的速率自行痊癒。換句話說，接受安慰劑治療的病人，可能不是由於安慰劑效應而有所改善，而是自行痊癒的；而醫學治療也同樣無效，接受外科治療的病人其實也是自行痊癒的。在這樣的情況下，並不是安慰劑效應和真正的外科手術一樣好，而是安慰劑效應並不比真正的外科手術好，兩者同樣都是無效的。

要了解是否真的有安慰劑效應，必須做另外一種實驗：把接受安慰劑的一組，和完全沒有接受安慰劑的另一組拿來做比較。在這種情況下，如果有安慰劑效應的話，接受安慰劑的病人的治療狀況，必須要比沒有接受治療的病人好。

兩位丹麥醫師（Hrobjartsson and Gotzsche）蒐集對接受安慰劑治療與沒有接受治療之病人進行比較的研究論文，並在二〇〇一年進行分析。在這一百一十四個試驗當中，只有少數實驗是直接設計來測試安慰劑；其餘大多數狀況是醫生檢查了三組病人：接受醫學治療的病人、接受安慰劑治療的病人，以及完全沒有接受治療的病人。他們發現就治療狀況的改善而言，接受安慰劑的病人和沒有接受治療的病人，兩組並沒有顯著的差別。

這聽起來像是個決定性的研究，丹麥醫師的報告乍看之下很有說服力。他們分析的研究數量以及病人數目都很大。此一研究似乎推翻了一個重大的成見。但如果仔細檢視論文最後謹慎的但書的話，就會發現其結論並不是那麼地牢不可破。

首先，資料顯示安慰劑對於疼痛的經驗有小的效應，此外安慰劑有可能對一小部分病人或某些疾病有相當大的效應，雖然並非對所有病人或所有疾病都有效應。丹麥研究所使用的統計分析方法，很容易掩蓋掉這些輕微的效應和少數的疾病與病人。更讓人憂心的是下面所要討論的複雜邏輯，要說明此一邏輯，在句子結尾必須使用越來越多的驚嘆號。

不管是安慰劑或其他的療法，是無法以盲目的方式和沒有治療的狀況做比較！病人和治療者都會知道誰沒有接受治療；事實上，沒有接受治療這件事情是無法隱瞞的，否則這就不是「沒有接受治療」，而是接受安慰劑。

現在事情變得更複雜。如果醫師和病人知道誰沒有接受治療，我們會預期這將帶來期待效應以及報告效應；如果安慰劑有作用，我們會預期安慰劑組病人和未受治療組病人的差異會更加顯著！換句話說，沒有接受治療的病人應該會對自己的前景感到悲觀，而執行治療的人應該會預期該組病人不會有什麼改善；因此我們會認為，不論施行治療者或接受治療者，都會有很強的報告效應，而且期待效應還會強化這兩者。[2]總而言之，即便沒有安慰劑效應，在這些非盲目的實驗中，由於沒有治療那一組的負面報告偏差和期待效應，實驗結果應該會看到有安慰劑效應。在這個愛麗絲夢遊的仙境中，這應該是種永遠不會失敗的實驗！不管有沒有安慰劑效應，結果應該總是看起來會有安慰劑效應的！！

現在這些實驗的結果卻是沒有顯著的安慰劑效應，那麼意味著沒有任何的期待效應與報告效應出現在這些實驗中，這顯示這些實驗一定有什麼問題！！！[3]就像孟德爾關於遺傳性徵的著名實驗一樣，實驗結果太漂亮了，使它看來好像一定是造假！

丹麥研究者在回應這些質疑時論稱，由於大多數的實驗有三組病人，而非兩組，因此病人和分析師所在意的都不是安慰劑組和未受治療組的差異，而這點或許減低了報告效應與期待效應。然而這樣的論點看起來仍是很薄弱的。

無論如何，缺乏期待效應和報告效應即便不是決定性因素，也有其他相當不同的理由讓我們不信任這個研究的結論。正如前面所說，沒有接受治療的那一組病人，無可避免地會知道他們並沒有接受治療。如果他們的疾病很嚴重的話，那麼他們可能會覺得既然在這個研究當中沒有接受任何治療，便會自行決定以和此一研究無關的方式尋求其他的治療（參見第四章有關維他命C試驗的類似主張）。這點並不適用於安慰劑組，因為這一組的病人以為他們正在接受治療。有無自行治療所帶來的差異，可能導致不同組別的成功率沒有太大的差別。

考量上述兩種反對丹麥研究人員結論的論點，讓我們不知道該採取什麼樣的立場，這種情況經常出現在困難的統計科學中，我們只知道不能像過去那樣把安慰劑效應視為理所當然，但我們仍舊很難確定它並不存在。要解決這個問題，必須在安慰劑組和沒有接受治療組之間進行一場雙盲實驗，然而這在定義上就是不可能的（在這個句子最後不得不加上一個驚嘆號）！

儘管有這些學術爭論，製藥公司與藥物試驗的執行者乃至製藥公司的批評者，都認為安慰劑效應是真實的。批評者指出，所謂的雙盲通常無法執行，因為如果藥物有昏眩或口乾等副作用的話，病人經常能因此而猜出他們吃的是真藥或是安慰劑。這意味著即便藥物在隨機對照試驗中勝過了安慰劑效應，但也可能只是因為由於藥物有副作用，而有了更強的安慰劑效應！[4]

製藥公司和為其執行試驗的單位是如此地重視安慰劑效應的真實性，以致於它們實際上甚至還評估接受試驗的病人對於安慰劑效應的敏感程度，試圖排除掉那些容易受到暗示的病人（隱藏式的心理治療）等等。[5] 關於安慰劑效應存在與否的問題，我們可以這樣說：就安慰劑效應如何影響我們對醫學的思考而言，它是真實的。

還有一個讓事情變得複雜的因素

設想我們要試驗某種早就知道有效的藥物或療法，像是賀爾蒙替代療法（hormone replacement therapy，HRT）。現在假設我們對其是否安全有了某些懷疑，為了審慎起見，最好再次使用一個新的雙盲對照試驗來測試它的有效性。在進行這樣的試驗時，不管是接受真正藥物的病人或是接受安慰劑的病人，都有很好的理由相信藥物的確證實在生理上是有效的。因此很可能會有很強的安慰劑效應，因為病人對於他們認為是真的藥物，會有很高的期待，因此會有很明顯的效果。

簡言之，病人對於真實藥物之有效性的信心越強，在某種程度上，安慰劑效應的強度也會相對應地更強，而這點也許是來自此種藥物的服用者之長時間經驗。在這樣的情況下，如果試驗顯示安慰劑組與控制組之間沒有差別的話，這也許不是因為真正的藥是無效的，而是因為它的有效性讓服用安慰劑的人產生了很強的期待。在這樣的情況下，任何從負面結果所推導出來的結論，可能都是不正確的。[6]

安慰劑與本書的三個主題

安慰劑效應確實揭露了現代醫學核心的不確定性。但也帶來一個很吸引人的兩難。如果安慰劑效應有作用的話，為什麼不有系統地使用它呢？

答案之一是很直接明顯的。假設問病人：「你喜歡真正的治療還是安慰劑？」病人必然會說「真正的治療」，因為一旦告訴病人他服用的是安慰劑，那它就不是安慰劑了；結果它也就不再是一種治療了。任何試圖提供選擇的做法都必然失敗（這點在邏輯上和我們上面的論點是互補的：一旦你欺騙病人讓他以為他在接受治療，然而實際上沒有接受治療，那麼這就不是治療了，這是安慰劑！）。然而，醫師也許有時候的確會在瞞著病人的狀況下，秉持善意而開安慰劑。遇見科學上沒有有效舒緩方式的疾病時，一個好醫師應該提供安慰劑，同時別讓病人知道目前並無得到認可的治療方法。不過這種療法的有效性是建立在病人沒有真正的選擇，你不能問病人：「你喜不喜歡這種安慰劑啊？」醫師必須欺騙，而在欺騙的情況下，病人是沒有真正選擇的。這點也適用於任何負責整體人口集體健康的單位；在各種治療方法當中，安慰劑是個有用而重要的部分，但是你沒辦法請人們投票支持「在醫學治療上使用更多的安慰劑」。你能嗎？

醫學是科學，或是救助？另類醫療與安慰劑效應

另類醫療包含所有那些不受到主流醫學科學體制所承認或支持，或是只有少數人支持的療法；它們有的是傳統療法，有的是新療法。正統醫療和另類醫

療的界線很難界定，因為醫學科學的不確定性使得其之間有很大的游移空間。例如相較於數十年前，現在很難對針灸嗤之以鼻（關於另類醫療的討論參見第四章）。[7] 幸運的是，現在我們還不需要討論另類醫療在生理上的效力，而為了便於分析安慰劑效應，我們可以假設有某種這類治療在生理上是無效的。其實這不是一個假設——這幾乎必然是真的。這之所以幾乎必然是真的，是因為就連正統療法也有許多是無效的，因此如果所有的另類療法都有效，那真是一件怪事。

那我們把這組在生理上沒有效力的另類醫療稱為「空洞治療」。我們在這裡不會指出它們是哪些療法。重點是即使空洞治療沒有直接生理上的效力，也還是有很多人相信自己因為這些療法而獲益。因此大約有百分之四十二的美國人和百分之二十的英國人使用另類醫療。這些人加起來花了那麼多的錢，除了確定已經竭盡所能地尋找治療之外，可能都沒有得到任何好處；但更可能即便是在最差的情況下，他們也因為安慰劑效應而有所改善，而且其中有些效應該是由真正的生理改變所帶來的。其實如果安慰劑效應有什麼重要性的話，那麼最有可能發揮的地方是另類醫療；另類醫療通常強調「全人」照護與樂觀，而且幾乎從來不會使用見諸正統醫療中那種冰冷而機械的步驟。如果安慰劑效應能夠治好病的話，那麼其最密集而有效的形式，最有可能是出現在另類醫療當中。

然而，另類醫療的效力是來自於安慰劑效應，這種想法受到另類醫療執業者的抗拒。他們就像醫療專業一樣，希望能得到科學與生理學基礎的專業認可。而根據我們上面所描述的理由，他們也必定得這樣堅持；因為一旦宣布一種療法是安慰劑的話，它就不再是安慰劑，也無法構成治療了。讓我們暫時脫離整個辯論，重新溫習這一點，然後想像我們可以達到一個「阿基米德點」，有辦法區分直接的生理效力與安慰劑效應所帶來的生理改變。假設我們從這個點可以看出，不管是西方社會的另類醫療，或是其他社會相對應的醫療，像是巫醫、薩滿、巫毒等等，都沒有直接的生理效力；它們都是空洞療法，但是由於安慰劑效應，它們經常能夠透過間接的生理改變而治療疾病。就「原始」社會而言，當外來者宣稱這樣的儀式沒有直接的生理效力時，對其效力並不會有太大的影響，因為從事治療的靈媒之力量被認定是來自於魔法，而非化學或物質。然而，西方社會大多數人則認為，好的醫療介入必須有化學或物質的基礎。

安慰劑效應在我們社會的脆弱程度，和社會接受科學世界觀的程度成正比。

在此，醫學既是科學卻又是救助的緊張關係，以清晰的形式呈現出來。在西方社會，國家通常傾向支持「醫學就是科學」的面向。例如，今天英國的國民健康服務（National Health Service，NHS）越來越強調所謂的實證醫學（evidence-based medicine）。國民健康服務只會提供經過隨機對照試驗或類似試驗證實有效的藥物或療法。然而，隨機對照試驗這個想法本身，即肯定了以科學為基礎的生活方式，因而實證醫學論述的存在本身，就會減少以安慰劑為基礎之療法的有效性。

本書的作者認為，基於許多超越醫學之外的理由，就社會的層次而言，應該支持科學的世界觀，即便我們得接受至少有某些人的健康在如此情況下會間接受到傷害。這是個人利益與集體利益之間緊張關係展現出來的方式。當個人罹患正統醫療無能為力的疾病而拼命尋找救助時，另類醫療雖然沒辦法直接治療，但可以經由安慰劑效應而從空洞療法得到好處。然而，政府或相關單位必須負起培養集體科學世界觀的責任（而我們認為這是這類單位所應該要做的），因此從政府單位這類來源得到幫助的機會就會減少。政府有可能在改善醫學

「科學」面的同時傷害了「治療」面，然而政府別無選擇只能這樣做。

科學的絕對標準與骨折

正如我們之前所解釋，安慰劑效應的存在，使得新藥或其他醫療介入的測試必須使用隨機對照試驗，隨機對照試驗已經成為科學醫學的絕對標準。正如我們所指出，這點有個反諷的結果，那就是醫學的絕對標準本身，就是在標榜醫學的無知。我們可以用一個假想的實驗來加以說明。

讓我們發明一種疾病，稱之為「不明肢體骨折」(Undifferentiated Broken Limb)，簡稱UBL。你知道罹患UBL的病人四肢當中，有一肢受到嚴重的傷害，但你不知道是哪一肢。那麼我們想像有人發明一種新的UBL實驗性療法，其治療方式是在左腿打石膏(cast on the left leg，簡稱這種療法為CLL)。那我們就設計一個隨機對照試驗，其中控制組在脖子上打石膏當作安慰劑，而實驗組則在左腿上打石膏。我們可以想像當試驗結束，石膏拆下來之後，實驗組當中四分之一的受試者病情有所改善，而控制組則沒有太大改善。因此根據醫學絕對標準所進行的試驗顯示，ＣＬＬ是一種對大約百分之二十五的ＵＢＬ病人有效的治療。

隨機對照試驗的勝利讓我們知道，除了像斷肢這類顯而易見的重大傷害之外，我們對人體所知其實有限。因為我們瞭解肢體骨折是怎麼一回事，所以我們能看出隨機對照試驗有多笨拙，它只能治療四分之一的人；而當我們有更好的知識時，就可以為百分之百的受害者進行更審慎規劃的治療方式。[8] 醫學科學必然希望我們對所有疾病的瞭解，都能達到目前我們對骨折的瞭解程

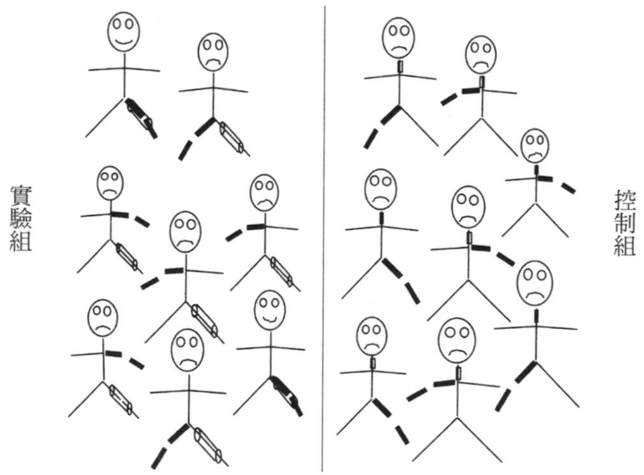

控制組

實驗組

圖二 ——成功的隨機控制試驗之邏輯

度。這種對身體完全的瞭解（最好是對身心的完整瞭解），將可以使得治療能夠達到針對個別細胞（或個別思維）的程度，其確定性會和針對個別骨頭的治療一樣高。當醫學科學達到這種境界時，隨機對照試驗就會消失，就如同我們不需要對接骨做隨機對照試驗，而這本書的主題就不再有意思了，因為醫學就是科學與醫學就是救助、長期利益與短期利益、集體利益與個體利益，都會合而為一。

我們不知道能否達成這樣的狀態，也許沒有辦法，因為正如我們在導論中所論證，這會意味著社會科學、心理科學以及生理科學都達到完美的境界。然而我們不能放棄有朝一日可以達到這種境界的希望，因此我們必須堅持醫學科學，即便它在許多方面都容易出錯。在此同時我們可以看出，把隨機對照試驗當成醫學的絕對標準，意味著本書主題的那些緊張關係仍舊存在，而每個公民都還是得做困難的選擇。我們希望本書能夠闡明，為何以犧牲科學或是選擇和科學對立來取得個人短期利益的極大化，不見得都是對的，甚至不見得是最好的選擇。

CHAPTER

以假亂真：冒牌醫師

要了解一種技能的性質，方法之一就是追問它有多難假冒。關於假冒與詐騙，我們從報紙、電影和電視得知不少。大衛・馬密（David Mamet）導演的電影《賭場》（*House of Games*），帶領觀眾進入一個萬花筒的世界，片中所有的事物皆表裡不一。保羅・紐曼（Paul Newman）與勞勃・蕭（Robert Shaw）主演的《刺激》（*The Sting*）所描繪的詐騙技巧，取材自大衛・莫勒（David Maurer）在一九四〇年出版的精彩社會學分析《大騙局》（*The Big Con*）。今天人們比較熟悉的是電視節目《冒牌貨》（*Faking It*），節目中由煎漢堡的廚子接受訓練來取代美食大廚、龐克搖滾歌手指揮交響樂團、古典音樂家則在夜店擔任ＤＪ等等。最後攤牌則是讓冒牌貨在評審面前和真正的大廚師、古典音樂指揮家以及ＤＪ對決。

專家評審通常沒有辦法區分冒牌貨與真材實料的表演。然而，即使我們假設電視螢幕的呈現沒有受到剪輯過程太大的扭曲，《冒牌貨》仍舊和真實世界的詐騙有相當大距離；它給我們的啟發還遜於較為老舊的材料。例如，評審在某些方面要比騙局的受害者佔優勢：他們知道有問題的事情正在發生；而真正的詐騙，包括冒牌醫師的案例，受害者不知道而且往往不想知道自己可能淪入騙局。就這點而言，《賭場》以及《刺激》要更接近真實的狀況。

這兩部影片都把重點放在詐騙最重要的特色：即將受騙的人——所謂的「肥羊」——真心認為這個騙局是真的；《賭場》的肥羊愛上了老千；《刺激》片中即將被海削的幫派份子受到誘導，相信他正參與一場設計來欺騙賭場的騙局。冒牌醫師之所以成功的關鍵在於，若一位受到信任的同事（特別是多年的同事）遭到揭穿是個騙子，每個認識他的人都會覺得自己像是個傻瓜，而該醫療場所的日常運作也會陷入混亂。因此，雖然不能說醫療人員想要受騙，但實際上如果碰到團隊中出現無能的人，在大多數的情況下，大家幾乎都不會設想這人是個騙子；較簡單自然的辦法是為他掩護、加以協助，或假設對方很快就能學會如何處理問題。《冒牌貨》未能呈現的重要之處，是騙子周遭的人幫他取得了新身分。

相對於一般的騙子，《冒牌貨》的表演者有個巨大的優勢。冒牌者（1）在他清楚了解的狀況下（2）接受一組專家的訓練（3）來進行一場表演，而且（4）周遭是一群願意參與此事的人，這些人願意忽略掉評審所沒有注意到的不當行為或技巧失誤。上述四個因素中，訓練是最重要的。就某個意義而言，表演者不是在假冒，因為他們在曾經接受一段最好且最密集的訓練，唯一不尋常之處是訓練時間非常短。所以《冒牌貨》測試的不是一個人多會假冒，而是你能夠在短時間內學會多少技巧。這個節目更適切的名稱應該是「密集訓練」。相較之下，冒牌醫師必須偷偷摸摸學藝。

《冒牌貨》的表演者知道唯一的要求，是在特定的環境下進行單一種表演，這是另一個巨大的優勢；表演者不需要具備所有的技巧，他們在詐騙的時候並不會遭遇日常專業生活中，那些實際上無法預知的情境。表演者身邊的人願意忽略一般社會互動過程中不時出現的失誤，使得《冒牌貨》的表演者更具優勢。下面我們會見到大多數被揪出來的冒牌醫師，都是因為他們在更為廣泛紛雜的環境下，無法維持其騙局。

當然，能否模仿一項技能的重要變數是該技能的難度。假想你是一個音樂生手，以詐騙手段混上了管弦樂團獨奏小提琴家的位置，在表演一首眾人耳熟能詳的曲目時，指揮要你開始演奏，第一個音符就會揭穿你！另一方面，如果你是混在其他的小提琴手當中，也許可以假裝在拉小提琴但沒有真正碰到琴弦，並且希望其他人因為過於專注，而未能注意到有個小提琴手沒有在演奏，從而成功地矇混過去。即使他們注意到你沒有在演奏，或許你可以裝病而期望其他團隊成員幫你掩護。另一方面，假想你從來沒有當過侍者，卻靠著說謊來得到這樣的工作，也許你透過仔細的觀察再加上好心同事的幫忙，在一小時或一天之內就可以應付得來，即便你缺乏經驗卻不會遭到揭發。思考要如何冒充高超的小提琴演奏、一般的小提琴演奏以及在餐館跑堂，可以了解這些技能的不同特色。

最後，要冒充專精的表演者，其困難程度和表演是否有明確的優劣標準有關。沒有受過訓練的小提琴手在演出約翰・凱吉（John Cage）的作品時，可能要比演奏巴哈的作品更容易矇混過關。＊我們可以再次回到電影來看出詐騙的這一面。東尼・漢考克（Tony Hancock）在一九六一年的電影《反叛者》（*The*

Rebel）對前衛藝術家的描繪（該片在美國上映時片名改為《叫我天才》〔*Call Me a Genius*〕）。在該部片子裡，拙劣的畫家受到巴黎藝術界的推崇，因為當何謂好的表現本身都問題重重時，那就很難分辨真假。[1]

就這點而言，醫學的情況如何呢？答案是很多醫學技能似乎不難假冒，我們之所以知道這一點，是因為有很多冒牌醫師的存在：根據某些估計，美國約有一萬名冒牌醫師。[2]當然仿冒重大手術是一回事，而在沒有學位的情況下張貼小廣告販賣保證有效的草藥又是另外一回事，因此我們不知道一萬名冒牌醫師這樣的估計數字，究竟有什麼意義。無論如何，我們應該可以透過檢視某些冒牌醫師的經歷，來了解醫學的某些性質。我們可以追問，冒牌者在遭到揭發之前有辦法擔任工作多久？他能保住工作多久？他們是否真的學會其工作？又是怎麼學會的？以及他們是怎麼被抓到的？換言之，執行（不同種類的）醫療，是像獨奏小提琴家那樣一演奏就會被揭穿呢，或是更像樂團的第二小提琴手，

＊譯者按：約翰．凱吉（John Cage, 1912-1992），美國前衛作曲家，其作品往往側重概念的呈現而非技巧，例如名作〈四分三十三秒〉的演出方式，是音樂家上台四分三十三秒而什麼也不做。

或是像街頭音樂家或侍者呢？我們的結論來自於分析好幾個美國與英國的冒牌醫師個案。且讓我們先描述一個不怎麼特殊的案例，以便釐清問題。

沒有執照的麻醉醫師亞伯拉罕·阿善堤（Abraham Asante）在美國工作。他之所以被揭穿，和他沒有注意到有個病人已經停止呼吸有關。然而，那已經是阿善堤第七十一次為手術進行麻醉，而且之前他的雇主對他都讚譽有加。一些軍方醫療人員為阿善堤寫的推薦信，包含了下列的證詞：「阿善堤醫師在任何時刻都表現出最高度的醫學知識，提供了為其醫學部門服務的必要技能。」、「我高度推薦阿善堤醫師擔任責任更為重大的職務。」、「我發現阿善堤醫師是個能力高超的醫師，同時也是本機構忠誠的成員。」[3]阿善堤似乎學會了執行他所選擇之專業的必要技巧，並且在曝光之前有一段漫長的成功事業。然而就另方面而言，阿善堤並不典型：接下來我們將看到冒牌醫師之所以被揭發，通常和醫療疏失沒有關係，而較常涉及在非醫療的生活領域，表現出和受過訓練的專業人員不相稱的行為。

北美的資料

我們對美國報紙做的小規模普查，發現三十五則關於冒牌醫生的報導，第一則出現在一九七七年，最近一則出現在二〇〇四年。[4]有時候這些報導提到的是一批人假冒從事群醫醫療，而不是單一冒牌醫師。對英國進行更為完整的調查可發現，報紙在一九六六年到一九九四年間報導了九十一則案例。我們對英國的幾個案例做了更詳細的研究。[5]

醫療詐騙有好幾種不同的形式，其中不少無關本章旨趣。例如美國的報導當中，包括一個無家可歸的人冒充醫療助手在醫院裡過夜；有四個人冒充醫師以便和女性有親密接觸，卻絲毫未曾企圖治療這些女人；有個人冒充醫師試圖為他的媽媽取得醫藥，另一個人這樣做則是為了取得成癮性的止痛藥；還有個女人冒充醫師，藉由替申請巴士駕駛工作的人開立醫療檢查報告來賺錢、有個人冒充醫療人員混進醫院偷錢包，另一個人則企圖綁架嬰兒；還有一些另類醫療的醫者假裝擁有正規醫師的資格以提高聲望。我們對這些例子都不感興趣，因為他們並未試圖從事他們不具執業資格的醫學治療——換句話說，他們沒有試圖濫竽充數。在美國的報導中，有些案例是該醫師擁有某些州的執業資格，卻在他們不具執業資格的其他州從事醫療工作。這當然構成了詐欺，但很難算是醫療詐欺，因為犯罪者其實有相當高程度的醫療訓練。

最後這一類讓我們注意到另外一個問題：當冒牌醫師被揭穿時，人們傾向於尋找他是否有醫學能力不足的跡象；如果有的話，就會將此歸因於他沒有正牌執照。簡而言之，人們傾向於把專業界線的維護和醫療能力不足混為一談，彷彿小提琴手之所以演奏不佳，要歸咎於他沒有加入音樂家公會。然後，如果一名冒牌醫師害死或傷害了某人，人們就會說這是冒牌造成的後果；但是當合格醫師害死或傷害人時（這種事情一直都在發生），其訓練或資格是不會受到質疑的。[6]

因此在美國案例的報告當中，有一則是一名冒牌的整形外科醫師開刀時弄死了他的病人，問題則被歸咎於他的缺乏訓練；然而，合格的整形外科醫師偶爾也會在開刀時弄死病人，但他們的資格卻不會受到質疑。就上述這個冒牌整形外科醫師的例子而言，很可能是他缺乏訓練，故導致病人在開刀時死掉；但我們可以看到，當醫療過失出現時，總是傾向於強調其原因是缺乏醫療資格。

例如，前述阿善堤的例子就出現這樣的情況。雖然阿善堤多年來表現良好，並且獲得同事的讚譽，但當他犯下第一個錯誤時，缺乏醫療資格就被挑出來歸咎；然而他過去的紀錄顯示，這可能是頂尖訓練的麻醉科醫師也會發生的那種意外。

另一個連帶的問題是，有幾個案例的主角反覆地從事詐騙：一個冒牌醫師可能曾經被抓到，但後來又回鍋從事相同的騙局，並且成功工作很長一段期間而沒被揭發。我們可以舉個著名的案例，傑拉德．巴恩斯（Gerald Barnes）在發生糖尿病誤診之後首次遭到揭發，但之後他又使用其醫學技能成功在許多地方執業多年；其中他在加州開的一家診所，有許多病人是聯邦調查局的官員。他再度遭到揭發和醫學能力不足毫無關係，而是因為有個和第一次揭發有關的人認出了他。在他第一次被逮到和第二次被逮到之間，許多接受其治療的病人都對他很滿意。如果要很精確的話，我們應該把巴恩斯算成兩個案例，其中一例是因為醫學能力不足而被抓到，另外一例則是因為醫學之外的原因而被抓。但為了簡單起見，我們還是將巴恩斯算成一個因為醫學能力不足而被抓到的冒牌案例。[7]

最後我們必須謹記，就事情的性質而言，這些受到報導的冒牌醫師在整個冒牌醫師的光譜中屬於表現較差的那一端。表現較好的冒牌醫師不會被抓到也不會受到報導。很可能有更多更多的冒牌醫師從來沒有被報導出來。

記住這些但書之後，我們就可以檢討美國三十五個案例當中的十七個，這些案例都企圖假裝擁有醫學技能。令人吃驚的是，在這十七個案例當中，只有六個案例的冒牌醫師曾經對病人造成醫療傷害。甚至就這六個案例而言，我們也無法確認冒牌醫師是不是因為造成醫療傷害而曝光；有時候某些案例可能是因為其他更平淡無奇的理由，導致人們產生懷疑，而使人同時注意到醫師是冒牌貨以及其所造成的傷害。例如英國例子當中的艾金斯案例，是因為對他不滿的親人跑去向警方檢舉，才揭穿他長期以來的騙局；而在曝光之後，他以前的不當處方才受到注意。我們分析美國的報導，確定冒牌醫師不會很快抓到，也不是那麼容易揭發，他們也不見得都會對病人造成傷害。

英國的資料

調查美國案例所透露出的跡象，我們在研究英國於一九六六年到一九九四年間受到報導的九十一個醫療冒牌貨之後，得到了更完整的解釋和確認。這些只是有被抓到的案例，或許還有更多的冒牌醫師從來沒有受到公眾注意，甚至就像有人說的，美國存在著數以千計的冒牌醫師。在我們所知的九十一個案例中，有二十七個是冒牌者的工作必須和其他醫療人員互動。就如同美國的調查所顯示的狀況，有些案例是使用仿冒的醫學資格來協助進行其他的非法勾當，像是試圖欺騙銀行經理、混進別人的屋子，或是勸人脫掉衣服——這些詐欺無助於闡明醫學技能的性質。

我們或許會再次認為，那些直接和受過訓練的醫療專業人員一起工作的仿冒者，大多數之所以會被抓到，是因為他們開錯了藥、搞砸了手術、顯露出他們不知道該怎麼診斷疾病、沒辦法熟練地進行醫學檢查等等。然而情況卻不是如此。在二十七個這類的英國案件中，我們知道其中十七個是怎麼被逮到的：有三個之所以被抓，是因為他們在醫院裡處理庶務不當，以致於其他同儕無法視若無睹。第一個是要求病人私底下付他錢，來割掉一個護理人員認為無害的囊腫（cyst）。第二個案例是冒牌醫師擅自更改其他醫師的治療指示。第三個冒牌醫師是在沒有得到女病人的同意之下對她進行手術。

另外五個仿冒的案例，則是因為他們遭到其他和醫療無關的調查，而連帶受到揭發。有個冒牌醫師因為重婚罪而被逮捕，另一個則使用有問題的護照。還有一個是因為企圖詐領保險金而被揭穿。第四個則因為跑去兼差擔任科學教師引起懷疑而被揭穿。第五個則是和醫界同事進行討論「杜鵑鳥吐口水」時，*顯露出驚人的科學無知而遭到揭穿！

我們所知的這十七個案例當中，第九個和第十個則是在其他的脈絡下被辨識出來。其中一位是打算混進他曾經擔任石膏打模技師的醫院而被認出來；另外一個則因為違反交通規則，遭傳喚到治安官面前，而被認出他其實是個學校教師。第十一個則是聽說一位在海外服務的前同事打算來拜訪他，擔心可能會被拆穿而逃之夭夭。第十二個則是遭到生氣的家庭成員背叛。第十三個則是位演員，他在洗手不幹冒牌醫師很久之後，在談話性電視節目中承認他的勾當。第十四個則是去渡假就再也沒有回來工作，導致其過去遭到揭穿。十七個案例當中，只有三個可以確定是因醫療上的無能而遭到調查，最後導致他們被揭穿。

我們向其中五位英國的冒牌醫師搜集更多的資料，以對日常的醫療狀況得到更深入的了解。其中一位直接接受我們的訪問，此外，我們共訪問了這五位冒牌醫師的二十四位同事或是認識他們的人。這五個案例當中有兩個是因為醫療疏失而被逮到。我們使用假名來稱呼這五位醫師，他們分別是艾金斯醫師（Dr. Atkins）、貝里醫師（Dr. Bailey）、卡特醫生（Dr. Carter）、唐納德醫師（〔Dr. Donald〕他答應親自接受我們的訪問），以及佛格森醫師（Dr. Ferguson）。[8]

艾金斯醫師

五個假醫師當中有四個假扮醫院的醫師。他們在遭到發現之前，至少都擔任過一項資淺層級的職務而沒被揭穿。讓我們用「艾金斯醫師」作為開頭吧！他從事的工作是一般科醫師（general practitioner，GP）。一般科醫師是英國

＊譯者按：杜鵑鳥吐口水（cuckoo spit）是某些吸食植物汁液的昆蟲，其蛹在晚春時會分泌宛如口水般的液體在植物上；由於這正是杜鵑鳥開始啼叫的時節，因此被稱為「杜鵑鳥吐口水」。

病人最先接觸到的醫師，他們提供一般的治療，並且把病情複雜的病人轉診給專科醫師。對一個冒牌醫師而言，扮演這樣的角色相對簡單，因為這工作相對而言和其他醫療專業人員在一起的時間比較少，大多數時候都只需要和一般大眾互動。

艾金斯在一九六一年來到英國，他拿出一張醫學學位證書以及一家巴基斯坦醫院的推薦信，向英國醫學總會（British General Medical Council，GMC）申請執業登記。他的學歷證明其實是副本，正本是頒給另一位和他同名的正牌醫師。證書上面可資辨識的重要細節則遭到變造，他的推薦信最後也證實是偽造的。艾金斯曾經在印度擔任過「調藥師」（compounder）。調藥師是不具備資格的藥師，他們為一般的疾病調製藥方。這段經歷或許讓他具備一些基本知識來展開他的計謀。艾金斯獲得登錄許可，並且開設了自己的診所。此後他擔任醫師約三十年。

這三十年並非都是風平浪順。有位藥師大量處理艾金斯所開出的處方，驚訝地發現有些治療方式實在非常奇怪。艾金斯所開立的處方當中，最惡名昭彰的是用沙宣抗頭皮屑洗髮精來治療喉嚨發炎。藥劑師最後決定警告當地的家庭科醫師委員會（〔Family Practitioner Committee，FPC〕這是個管理一般科醫師的組織），敦促他們行使職權調查這些奇怪處方的來源。

家庭科醫師委員會派出兩位合格醫師來調查艾金斯的身心狀況是否適合從事醫療。訪查者之一向我們解釋他們當時是怎麼看待那次調查的：「我們兩個人……大致訪談了他約半個小時，我們看不到任何精神疾病的跡象，他也不願意承認他有任何的身體疾病，所以我們只好回報看不出有什麼理由認為他不適任醫療工作。」另一位訪查者說：「訪談結束後，我們相信顯然沒有任何重大精神疾病的跡象，我猜他對那些處方提出了一些薄弱的解釋而蒙混過去，事情就這麼結束了。」他們在調查時從未質疑艾金斯是否真的是位醫師。其中一個訪查者指出：「我想……假如他的資格一開始就沒有被檢查過，那麼就有可能暗示『他的真實身分有問題』，然而他的資歷看起來很好，不只地方當局接受，連醫學總會也接受……大家都問錯了問題。你說：『這個傢伙怎麼這麼糟糕呀？』你卻沒有問：『這個傢伙是冒充的嗎？』或『他有權利做他所做的事情嗎？』」

因此這兩位合格的醫師接受他所開立這些奇怪的藥物、療法，包括使用沙宣來治療喉嚨發炎，都是在正常醫療範圍之內，可以過關，並未視之為能力有問題的跡象。一位已經退休的主治醫師向我們解釋：「醫學不是一門精密科學，人們以不同的方法來處理相同的問題。假如人人做法都絕對相同，那你就會注意到那個做法不同的人。但你知道每個人的作法不見得相同，如果假冒者的作法是在正常範圍之內（而這範圍是非常廣的），那就不容易注意到這是假冒者。」

我們或許會認為沙宣並不在「正常範圍」之內，但也許艾金斯在沙宣裡面找到一種意料之外的有效成分？或者他把它用來當作特別戲劇性的安慰劑。安慰劑如果味道很差或是有某些令人震驚的性質的話，很可能效果會比較好。那位一開始要求提出調查的藥劑師則解釋：「現在回頭想，可以很確定這傢伙根本不知道他在做什麼。但是『那時』我沒有理由會想到他是個假醫師。他已經在這裡工作好多年了。你預期一個假醫師很快就會被抓到或被揭穿。」[9]

艾金斯最後被抓到是因為他惹怒了一位家庭成員，後者跑到家庭健康服務局（Family Health Services Authority）去告發他。艾金斯的案例漂亮地指出，能被接受為合理治療的範圍有多廣，以及一位不合格的一般科醫師能讓病人滿意的程度。

貝里醫師

貝里醫師在阿富汗上過一些醫療課程，但是他在那裡沒有通過醫學執照考試。他在倫敦幾間不同的醫院工作過，擔任過幾個在英國被稱為代職（locum）的暫時代班工作，然後他擔任過事故醫師（casualty officer）的職位（美國稱之為急診醫師）。他在一九六七年拿出一張偽造的喀布爾大學醫學學會證書，而在醫學總會取得臨時的登記。他的詐欺行為持續了約三年。

貝里在擔任冒牌醫師期間，有好幾位同事察覺到他在臨床領域有待學習之處甚多，因為他的表現並不穩定。這些同事聯絡過醫學總會，然而在後者向他們確認貝里醫師的登錄沒有問題之後，他們就肩負起幫助與教育貝里的職責，在此同時也避免讓貝里醫師接觸到困難的病人。其中一位同事認為，貝里「幾乎像個隱形人一樣」，領薪水但是沒做什麼事情。

因此貝里受到整個團隊的支持，如果不是因為一個匿名者打電話向醫學總局告發他偽造證件，而揭穿了貝里，那麼貝里有可能可以取得相當的經驗。他在渡完假返回到英國時遭到逮捕，因為移民官員注意到他的護照有問題。

卡特醫師

卡特醫師有實習護士的經驗，同時也曾經在幾家國民健康服務醫院（NHS hospital）擔任石膏打模技師。他從澳洲一家醫學院取得假的證明，並於一九七〇年在醫學總會取得登錄。卡特擔任外科與麻醉科工作約三年，醫療職務層級一步步往上爬；在遭到揭穿時，醫院正要讓他擔任資深駐診醫師（senior registrar）的職務。* 一位曾經雇用此人擔任低階醫師的麻醉科主治醫師說：「當一位護士跑來告知警探登門時，我這輩子從來沒有這麼震驚過……然後我說『為什麼呢？』他們說：『卡特從來就沒有取得醫師資格。』我覺得我好像遭到原子彈轟炸。」或者正如其中一位護士所說：「如果有人要我們從團隊中挑出一位冒牌醫師的話，他是最後一個讓我們起疑的人。而且這是異口同聲的意見。」一位退休的主治醫師回憶他和卡特一起工作的情況，說他的垮台「一定不是『因為』他的麻醉技術有什麼缺點。」

卡特之所以遭到逮捕，是因為警方在調查一樁詐領保險金的案件時注意到他。

唐納德醫師

唐納德醫師用一張偽造的醫學總會證書取得其職務。他是個被當掉的醫學系學生，曾經在兩個不同的醫學學術部門擔任研究人員。接下來他在一家區域一般型醫院擔任過一年住院醫師。關於他的聘任，一位同事有如下的評論：「他在我的部門工作期間，我一點也沒有感覺到他的資格有任何可疑之處……他必然達成了『大家期待該層級的醫師所該做到的事』，因為如果有人質疑他沒辦法應付工作的話，我們會調查這件事情……我從沒聽過有人抱怨他的舉止或行為——不論是臨床或個人的舉止。」

在他從事一般科的第一年工作結束之後，有家聲譽卓著的皮膚科開出資深住院醫師（Senior House Officer，SHO）的缺；他們原先中意的人選沒辦法來報到，導致該皮膚科人手不足而必須聘用一位臨時人員。唐納德取得了這份工作。

＊譯者按：在英國的醫學體制中，registrar是在成為專科主治醫師（consultant）之前的一個層級。這個名詞指的是該層級醫師取得了一個可以用來申請成為consultant的註冊登錄號碼。

他的新部門有一個不尋常的特色，那就是規定資深住院醫師必須跟著主治醫師兩個人一起迴診，卻沒有其他資淺的醫師陪同。該名主治醫師解釋此一規定的理由：

我和我資淺同仁的關係有點老派。我對他們很忠實，也很慷慨，並且樂於幫助他們；但是我認為他們必須贏得你的尊重。因此當他們和我在一起時，我常常電這些人，這樣我才能看出他們的資質，以及該如何拿捏教學的深淺程度，並判斷我到底能不能幫得上他們。因此在第一次或第二次迴診時，常會小小地考驗他們一番，看看他們程度如何……我喜歡每週進行一次和資淺醫師一對一的迴診，沒有其他人在旁邊。

當我渡假回來上班時，我第一次見到這個人，他做了自我介紹。

那位主治醫師說，等到第一次迴診結束時：

很明顯的這個傢伙完全不適任他的工作。如果他在迴診時能混在一大群年輕醫師當中的話，那麼他就能夠躲過而不被主治醫師電；但是在一對一的情況下，他就暴露無遺了，這他一點辦法也沒有。我想如果是和一大群人一起迴診的話，你就沒辦法挑出這樣的事情。這就是問題所在。

皮膚科團隊另外一個主治醫師回想起類似的情況，他描述在門診的經驗時說：「第一週我就邀請他參加例行的工作……他和我一對一地待在門診，只有主治醫師對病人，沒有學生在旁邊。他坐在我旁邊，當我請他檢查病人或評論特定的病人狀況時，很清楚呈現的是他所知有限。不只是對皮膚科所知有限，因為我並不預期他會知道很多，而是連一般醫學都所知有限。」

短短幾週之內，唐納德醫師就引起相當的懷疑，使得該皮膚科詢問醫學總會。結果發現唐納德使用假的醫學總會登錄文件，他因而遭到逮捕。

佛格森醫師

在佛格森醫師拿出從美國機構取得的醫學學位證書和推薦信之後，醫學總會給他執行有限業務範圍的執照登記。他之前曾經擔任過醫療輔助人員。

佛格森在老年醫學科完成初步的資深住院醫師訓練。他在這個部門沒有被抓到。他在那裡從未碰到任何尚未接受評估的病人，該部門所收的病人都是其他醫院或一般科醫師轉診過來的，因此當病人來的時候，就已經有了病歷和做好的評估。

他訓練的第二階段是一個特別忙碌的急診部，在那裡就無法迴避當場進行診斷。他的主治醫師很快就對他開始產生懷疑。該名主治醫師解釋：

> 他們（急診部的醫師）站在第一線。他們直接收治來自街上的病人——什麼狀況都有。可能是一個微不足道的小小割傷……或是一個心跳停止的病人；也可能是受重傷的病人。當然他們收到病人時，如果那是很複雜的案例的話，可以尋求協助，請更資深的人來幫忙……整個狀況非常緊急，你必須下決斷。他是我一生所見過受到壓力最大的醫師。幾乎全身都一直在冒冷汗。醫師們會很忙，他們很可能會情緒不穩定而脾氣不好，因為他們已經忙翻了。這並不是他們感到任何的恐慌，而只是一直磨耗，整個人被操翻了而感到幻滅，所有這些事情都會逼得他們變

成不好的醫師，但他們還是會繼續做醫師的事。然而佛格森卻是只處於驚慌的狀態。

主治醫師又注意到其他的問題：

就算他是個美國人，他的拼字也很糟糕——我們可以接受美國人把colour（英式英文的「顏色」）拼成color（美式英文的「顏色」），但是當你碰上連這個字都拼不出來的人時，你會懷疑他們是否受過基礎教育……當這傢伙跟我說話時，我無法理解他的意思，他會說「前臂斷掉」——醫師很少會講「前臂斷掉」（broken forearm）；醫師要嘛就說柯力氏骨折（Colles fracture）或班奈特氏骨折（Bennett's fracture）或史密斯氏骨折（Smith's fracture），或是橈骨骨折與尺骨骨折。醫師說前臂斷掉就夠不尋常了，但他甚至寫下「前臂斷掉」。這種事情會讓你很不自在，這就引起了懷疑。雖然我們有時候會容忍說「等你安頓下來吧！」以及「讓他準備好吧！」後來趁他週末沒有上班，第二天我就叫人把所有他看過的病人病歷拿到我桌上。

換言之，這位主治醫師感到不安，以至於要重新檢視所有佛格森治療過的病人。「我得承認我剛開始的懷疑是，他可能是個壞學生因此他必須離開美國；他無法應付美國的系統，因為光是他寫病歷的方式，一定會有十個以上的病人來告他。然後我開始想『或許他在美國有案在身，因此決定在審判之前潛逃到這裡來。』」

主治醫師的懷疑使得他決定調查佛格森畢業的醫學院以及推薦信的來源。前者根本不存在，後者是佛格森自己寫的。不過這位主治醫師承認佛格森並沒有犯下重大的醫療錯誤，他的問題主要還是他的舉止，像是一直處於驚慌狀態以及缺乏從基本教育學來的技能。主治醫師向我們解釋：「這不是那種你把柯力氏骨折當成史密斯氏骨折的那種錯誤，但他的處置有忽略之處——基本上每個病人他都忽略了很多地方，但他並沒有犯下那種把心臟病當成消化不良的醫學疏失。後者是一種疏失。他並沒有犯下這種錯誤——我不認為他犯下很多錯誤，他只是漏掉很多東西。」

因此雖然我們把這個案例歸類為醫療能力不足導致被揭發，但佛格森犯下的錯誤是醫療舉止、風格或是報告不完整，而非技術問題。

這個案例很複雜，因為佛格森受審時遭控告的罪名還包括殺人。一位佛格森照顧的病人死掉了，這位病人有胸腔感染而佛格森卻開了胰島素。這是否是個明確的醫療無能的案例呢？有四名醫學專家被傳喚來對死因提出他們的觀點，但每個人的意見都不一樣。有一位肯定佛格森指示的胰島素注射殺死了病人；一位佛格森的上級醫師則不同意這點；第三個專家說這是不當的治療，但是和死因無關；第四位專家則認為病人死於與此不相干的病情——敗血症。法官評論：「這個案子還有許多充滿疑點的地方，我的判決是：繼續審判這個案子是錯誤的。」他指示陪審團做出無罪的判決。

從做中學

發現你所信任的人、甚至把自己的生命交付在他身上的人竟是個騙子，在這世上很少有比這更可怕的事了——多麼駭人的揭露呀！因此大眾媒體很適切地用「驚嚇」與「恐怖」等字眼，來報導冒牌醫師的案例，彷彿每個冒牌醫師可能或實際上都是兇手。然而，對這件事情做更為細膩的觀察會帶來不同的視野。正如我們所指出最驚人的事情，只有很少數的冒牌醫師是因為他們的醫療錯誤而被揭發，而當醫療能力不足的指控受到調查時，其所揭露出的醫療不確定性程度，也同樣可觀。

這顯示醫療有足夠的變異與不確定性，使得無知的冒牌貨也能夠進入這個專業，利用公眾的缺乏知識以及即便是醫學專業核心也存在的意見分歧，而至少能生存一段期間。正如一位退休的醫師在討論貝里的案例時所做的評論：「整體而言，我們對什麼讓人生病或健康所知不多；把大多數人丟著不管，他們就過得很好。這不是什麼讓我們足以自豪的事情。」另一個退休主治醫師的觀點則是：「大多數治好的疾病，都是自行痊癒的；而大多數會把你殺死的疾病，不管醫師做什麼，它們都會殺死你；醫師也許能夠幫你多活個一兩個禮拜甚至一兩年，但最後疾病總是會戰勝你。」

醫師的論述承認在生病、診斷、治療與痊癒之間，只有「鬆散的對應」。美國社會學家瑪希雅・彌爾門（Marcia Millman）在一九七六年的著作中提出，醫師們透過宣稱每個病人都是獨特的、都是超出法則之外的特例，來正當化彼此的疏失。社會學者查爾斯．波斯克（Charles Bosk）在一九七九年出版研究美國醫院的著作，提出一個有趣的結論，認為由於醫療是如此地充滿不確定性，因此醫師在道德法則上所犯的過錯，會比醫療能力的過錯受到更重的處罰（雖然隨著美國醫療專業遭遇到越來越多法律訴訟，這種情況已經改變了）。

近來有些著作再度處理相同的主題。瑪莉蓮．羅森塔（Marilyn Rosenthal）在一九九五年出版英國與瑞典醫師的訪談報告，探討的主題是「無法決斷」（indecisiveness）與「不確定性」（uncertainty）。她發現醫師在談論其工作時，不喜歡使用「失誤」（mistake）或「錯誤」（error），而喜歡用「可避免的意外」（avoidable accident）與「不可避免的意外」（unavoidable accident）來進行思考。

更關鍵的是即便是受過訓練的醫師，在剛進入醫療專業時，各自的背景差異很大，同時也只有很少的實際工作經驗；因此支援團隊中的護理專業人員及其他的醫師，見到他們在起步時所展現出來的無能，並不會感到驚訝，還願意隨時伸出援手。團隊會伸出援手、忽視小的錯誤並改正大的錯誤，把一個新同事當成學徒，而非具有完整資格的醫師。因此一位主治醫師談到護士時說：「資淺的同仁（醫師）做得不多……急診部的護士做大多數的事情……如果她認為資淺的醫師能力不足的話，就會幫他做包紮或排膿這類事情。」

支援團隊會很輕易認定一名沒有受過訓練的醫師只是個新手，或是醫學訓練背景不同——我們可以這麼說：「其他的小提琴手」填補了那個差勁的演奏者。團隊願意接納新手的錯誤帶來了時間與空間，加上醫療專業在實作上有很大的變化，使得有能力的冒牌醫師也許能夠透過這種方式，發展出從經驗學來的足夠能力，進而騙過其他的專業人員。我們訪問那些曾經親身接觸過冒牌醫師的人，說明了這幾點。一位骨科主治醫師在解釋為何冒牌醫師的無能，並沒有導致他質疑那名醫師的資格時說：「我做這一行已經十八年了，已經習慣碰到那些對於骨科一無所知的住院醫師。事實上他們當中有許多人對任何事情都所知無幾。」

同樣地，貝里以前的同事告訴我們：

他（貝里）很會找部門的其他醫師，說：「我這裡有些問題你能夠幫我嗎？」而且他常常這樣做。他會叫你來看個病人，然後說：「你可以看一下這個女孩子嗎？我有點不確定這是怎麼回事，我很想和你討論一下。」接著你過去然後說：「我想她可能得了盲腸炎。」再來他就會說：「對呀我也是這麼想的，不過我想讓你也看一下。」而他常常這麼幹。

另一位唐納德以前的同事對他的評論：

有時候他會看到比他更有經驗的人使用更複雜的方法。他就會跑過來說：「我可以試試看嗎？」或是「你可以教我怎麼做嗎？」大多數人都會覺得頗受恭維，然後說：「來吧，我會教你怎麼做。」所以如果一開始他避免做超出他能力的事情，而先從簡單的事情開始學起，那麼沒有理由他無法漸漸改善其能力。畢竟我們都是透過模仿，一邊做一邊學的。我的意思是，你在醫學院學到的東西，當你開始進入病房時，相對而言用處不多。而當你開始從事麻醉工作時，你會發現有很多事情你其實做不來，因為只有某個人在旁邊密切指導，你才有辦法做它們。這樣的情況持續一段時間，直到你有自信自己來為止。

同樣談到唐納德這個案例時，另一位主治醫師解釋他負責部門的資淺同仁的學習過程：「這是種漸進的學習過程，你做某些事情給他們看，向他們解釋，告訴他們為什麼要這樣做，以及什麼時候該這樣做，還有什麼時候不該這樣做，乃至為什麼不該這樣做；然後你讓他們自己做，可是你要在後面看著他們。我的作法是，接下來我會站在門外看著，當資淺醫師一顯露出遭遇困難的跡象時，我就走進去接手。他（唐納德）是個學習很快的人，不過他也受到很好的指導。」

「唐納德醫師」自己則這麼說：「實際上住院醫師和資深住院醫師剛從事這個工作時，他們做得很少；稍後當我成為麻醉科醫師時，我的觀察讓我很驚訝。你也許可以找個十八歲的高中生來做這個工作，給他一週的指導，而他在扮演輔助角色時，可能做的和這些已經受過五年訓練的住院醫師一樣好。當然你可以說這只是獲得更多知識的第一步。」

這些說法和本書的主題之一有關——在多大程度上病人可以讓自己變成專家，站在對等的位置和醫學專業人員討論他們的病情，而不是毫不質疑地接受權威的意見。重點是，即便接受過許多年的正式醫學訓練，一個資淺的醫師仍舊是個新手。因此病人不應該將廣泛的書本知識，誤以為是真正的專家技能。

由於團隊會支援新手醫師，也會鼓勵從做中學，因此只有很少數的冒牌醫師是因為醫療錯誤而被逮到，這點並不那麼讓人驚訝。那兩個由於差勁的醫學專業能力，而遭到揭穿的英國醫師的例子，是置身於和有經驗的醫師一對一互動的嚴苛處境下，才遭到揭發。即便如此，就佛格森的案例而言，其失誤是很微妙的。他的關鍵問題是無法學會在醫療互動中該如何舉措，而不是他實際從事的治療——他總是處在可怕的驚慌狀態，而且他沒有學會醫學語言。正如那位揭穿他的主治醫師所說：「他會真的寫下『前臂斷掉』，而不是使用適當的技術名詞。」

雖然冒牌醫師可以在許多不同的醫療專科中生存（例如我們知道有冒牌外科醫師），但置身於不同的專科，其風險是不同的。一般科醫師通常一個人執業，很少和其他醫療人員互動。一般科醫師有許多病人得的是標準的慢性病，需要的是醫師的同情、理解以及引導出自我診斷（參見第三章關於扁桃腺炎的討論），而非醫師的醫學知識。這點可以解釋，為什麼有時候病人會極為肯定冒牌醫師的能力。[10]即便在醫院的環境中，在關鍵的開頭幾個月，由於人員規律地輪替，而獲得某種程度的隱匿。這使得支援團隊有填補空缺的空間，也讓冒牌者有時間學習。即便冒牌醫師暴露在和其他專科醫師一對一的關係之中，這場遊戲不見得就會終結。一般而言，不管是什麼樣的專科或什麼樣的狀況，冒牌醫師在醫學環境中待得越久，冒牌者和正牌醫師的差別就變得越不明顯，不論表面上的行為或執行能力都是如此。事實上，一個有經驗的冒牌醫師幾乎肯定會是比剛從醫學院出來的新手更好的醫師。

任何專業都有個從傑出到無能的能力光譜。我們很容易認為所有的冒牌醫師一定要比正牌醫師無能，但我們的分

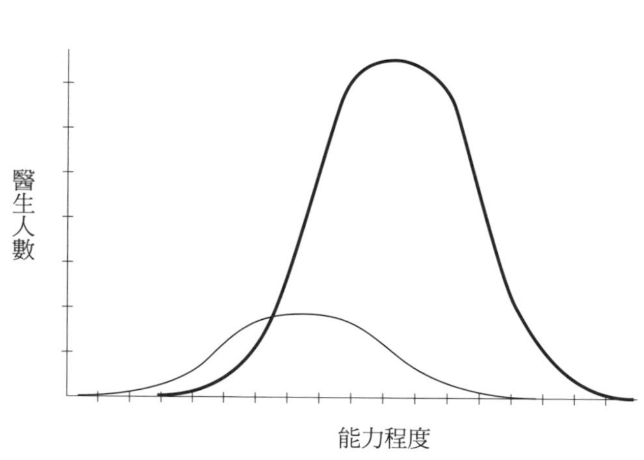

圖三——冒牌醫師和正規醫師的能力比較假想圖。

析顯示，這裡會有相當程度的重疊，在專業的頂端，傑出醫師會相當清楚地表現凸顯；在專業的底端卻有受過訓練卻無能的醫師以及經驗很少的新手。

圖三以圖表的方式說明上述此點。粗黑的線條代表著正牌醫師的能力，而細的線則代表著冒牌醫師——這裡的無名數（absolute number）稍微加以誇大一點。我們所要提出的是，那些居於中間、在工作中學習的冒牌貨，要比居於底端的合格醫師來得更有能力，而中間這個範圍，有一些人今天仍以不顯眼的方式執業，而從來沒有被揭發。

冒牌醫師、個體與集體

那麼，要想像有時候病人會在冒牌醫師受到揭穿之後，選擇繼續接受其治療，似乎也就不那麼奇怪了。例如，一位病人可能偏好繼續接受艾金斯醫師這樣的人的治療，而不是冒險將自身安危交給一位擁有醫學資格的陌生人。艾金斯是位執業已久、努力工作的一般科醫師，他有令人安心的臨床舉止也是地方社區賢達。如果數十年來他都成功的治療了你的家庭，那為何要改變？

這帶給我們一個難題。就整體而言，一位認真從做中學且有經驗的冒牌醫師，似乎擁有合理的能力，那麼當他們被揭發時，我們為何會如此震驚呢？畢竟在醫學這個領域中，每個人都會犯下一些錯誤。犬儒的回答會說：這都出自於醫療專業的自私自利，想要控制其待遇良好之專業的進入門檻。[11] 然而，要找一個比較不那麼自私自利的答案，我們就必須回到個人與集體之間的緊張關係。

如果上圖代表事情的真相，那麼在一定範圍的治療，對冒牌醫師與合格醫師的表現做一場隨機控制試驗，將會顯示合格醫師平均而言會比冒牌醫師的表現好一些。這意味著只要我們以人口統計作為根據的話，那就都應該要找合格的醫師。然而，這種人口平均數的分析遮蓋了個別案例的狀況。有時候一位有經驗的冒牌醫師的表現，會和合格醫師一樣好、甚至更好。根據我們的分析，冒牌醫師和合格醫師表現一樣好的比率是相當大的：只有在極少數的狀況下，冒牌醫師會犯下足夠嚴重的醫療錯誤，以致遇到真正的麻煩。

這個論證的邏輯和我們在第一章所使用的邏輯類似，在那章我們用隨機控制試驗比較了骨折的治療，只有在我們缺乏專屬於個別病人（或醫病互動）的因果關係資訊的情況下，才應該使用人口平均數。就骨折的例子而言，我們有足夠的資訊可以不理會人口平均數；而就冒牌醫師而言，我們通常沒有這樣的資訊。[12] 因此，既然我們只能倚靠平均數，那麼我們偏好合格醫師而非不合格的醫師就是正確的。

第二個理由也是環繞著個體—集體的軸線，那就是如果可以接受任何從街上走進來、沒有醫學訓練的人擔任這樣的工作的話，就很難維持醫學科學，而醫學科學對健康的貢獻並不是只有一點點。如果我們接受這樣的事，那麼長期下來，醫學就會倒退為民俗療法。

因此我們可以看出，短期與個人考量指向冒牌醫師所能帶來的成本效益好處；而長期與集體的考量則指向另一個方向：平均而言冒牌醫師不如合格醫師，而冒牌醫師這樣的觀念，也和以醫學科學作為處理社會健康問題之主要方法的理念，產生緊張關係。

真正的問題不在於不具醫學資格者缺乏技能，尤其是觀察處於醫療最前線的 其他不具醫師資格的團體，更可以支持這個論點。在重大意外與自然災難發生時、在戰場上以及個人發生緊急事故時（參見第六章對於心肺復甦術的討論），有訓練者和無訓練者的界線經常變得很模糊。此外，醫學資格不那麼充分的團體，其醫療效能今日也獲得承認，這使得情況變得更加模稜兩可。現在護士被容許負起越來越大的責任，而「醫療輔助人員」這個新範疇則承認，即便在不具全面醫學知識的情況下，他們多少也可以做些事。只要官方對這些團體做出正式的區隔，後者就可以有效率地擔任越來越多原本專屬於醫師的功能（就如同數十年來護士在沒有受到承認之下實際已經在做的），而不會讓專業技術長遠的未來出現問題。雖然社會現在認可醫療輔助人員，但還沒打算將正式的地位授予有經驗的冒牌醫師，因為我們不希望生活中有任何形式的欺騙。然而冷靜來看，這個原則是要維護對社會所界定之角色的信任，而非要保障醫療照護的有效性。

結論

對冒牌醫師的思考帶來幾個教訓，有的不那麼令人驚訝，有的則不那麼顯而易見。我們先談不讓人驚訝的部分，冒牌醫師顯示出在醫療當中有多大的不確定性與變化。由於不同國家的醫療有著大幅的差異，使得移民的冒牌醫師比較能夠在工作訓練最為困難的頭幾個月生存下來；至少某些錯誤會被視為導因於新手原先所受訓練的國家的不同作法。而在同一個國家的醫療體制當中，能被接受的治療方式也有大幅差異，使得冒牌醫師即使做出事後看來很奇怪的判斷（像是開出沙宣處方），也能夠生存下來。

一個較不明顯，但就我們探討的主題而言同樣重要的教訓，來自於冒牌醫師在還未取得足夠經驗時的早期經歷。他周圍的團隊會原諒他的錯誤，因為他們假設即便是一位順利從嚴格的醫學院畢業的醫師，開始實際從事醫療時也還是一個無知的人。冒牌醫師的案例告訴我們，就了解疾病而言，書本知識相對來講是多麼地不重要。因此，當我們試圖從書本或其他文字資料收集足夠資訊來挑戰醫療專業時，這點應該讓我們停下來想想。

最後一個教訓肯定了這本書的中心論點：要了解我們對冒牌醫師的回應方式，我們必須小心區分思考整體人口的方式與思考個人及個別治療的方式。

CHAPTER 3 扁桃腺：診斷與處理不確定性

許多人首度也是僅有一次碰到外科醫師手術刀的機緣，是為了拿掉他們的扁桃腺（以及／或是腺樣增生體〔adenoids〕）。扁桃腺切除成為最早標準化的手術之一；二十世紀初期新出現的生產線式外科，標準化手術是其招牌。一般認為扁桃腺切除會減少喉嚨發炎，並遏止有時會伴隨喉嚨發炎而來的致命感染。一個世紀下來，外科醫師切除了數量龐大的扁桃腺。

喉嚨發炎今日並未消失，而扁桃腺也仍大量切除。英國每年平均進行了八萬次的扁桃腺切除，大多數的對象是幼童。美國可以取得的最新的全國資料顯示，在一九九六年共有二十八萬七千名十五歲以下的兒童進行了扁桃腺切除，其中有些還切除了腺樣增生體。

扁桃腺切除並不風光，也罕有新聞價值。偶爾會有小孩因為手術而死亡，導致醫療疏失訴訟。然而一般而言，拿掉扁桃腺並不會伴隨著生死交關的戲碼。無人期待或等待扁桃腺移植，扁桃腺似乎毫無用處。但是扁桃腺或者說切除下來的扁桃腺，近來在英國有了新的重要性。原來每年切下數以千計的扁桃腺，可用來估計庫賈氏症（〔CJD，Creutzfeldt-Jakob disease〕也就是一般人較為熟知的人類狂牛病）的盛行率。英國在二〇〇三年開始設立全國性的扁桃腺組織資料庫，打算蒐集十萬對切除下來的扁桃腺。對這些廢棄的扁桃腺檢驗普里昂蛋白（prions）這種奇怪堆疊的蛋白質，可以用來驗證這個致命疾病的傳播。

扁桃腺切除的效果有爭議，小兒科醫師長久以來也對此有所爭論。多年下來，這種手術公認的好處越來越受到醫師的懷疑。隨著抗生素的發展，呼吸道感染可以使用較不激烈的方法來治療與處理。雖然這種手術數量漸漸減少，但它仍舊是美國最普遍的兒童手術。專家們持續針對扁桃腺切除進行辯論，但是和其他種類的醫療介入相比，扁桃腺並沒有引起廣泛的興趣。例如剖腹生產持續增加與陰道生產的減少，引起了關於生產是否過度醫療化的爭議，辯論其原因究竟是法律訴訟帶來的壓力，或是醫生行程規劃的需求取代了產婦的生產時程。正是因為扁桃腺切除沒有什麼公共辯論、缺乏媒體注意，而吸引了我們。我們在這一章所想要做的，是刻意檢視這種最尋常的診斷與手術所具有的不確定性。

正如我們在導論中所說，醫療不確定性不是新聞。在診斷與預測疾病的進程，以及進行有效的醫療處置時，我們從未擁有完美的知識。現代的診斷工具也許會帶來幫助，但在某些案例中，它們引進了新的不確定性。例如，乳癌的基因檢測與乳房造影術這兩種新的診斷工具，就是典型的例子。做為行動的指引，這類檢驗之不可靠是惡名昭彰的——統計指出有罹患癌症的機率，並不意味癌症必然會發生。究竟是該採取早期的激進做法或是等待呢？先不談困難的抉擇，光是檢驗步驟本身可能出現的失誤，以及對檢驗結果的詮釋可能出現的失誤，就會使得針對個人進行預測時，其不確定性無可避免地放大。偽陽性隨時有可能發生。強力推銷其檢驗方法的生物科技公司、公共衛生的遊說者、女性主義倡議者以及病患運動團體，在這場爭辯中各有不同立場。

回到扁桃腺這個例子，我們會看到切除它們的必要性與有效性，同樣伴隨著不確定性。但這個例子由於遠離了政治以及商業與媒體的利益，讓我們可以見識到最質樸的不確定性；在醫療日常生活的常規工作中，我們遭遇到現有知識、醫師技術乃至病人本身經驗的侷限。喉嚨痛、幼兒以及喉嚨中這些古怪而有時會很痛的凸出物，將擔任我們的嚮導。

我們將材料分成兩個部分。首先我們將專注於扁桃腺切除這個案例。然後我們會探討在醫療咨詢時，病人與醫師所帶來的不同學識技能。透過勾勒出不同形式的專家技能，我們希望能夠說明，為何常規的醫療咨詢會產生不確定的後果。最後我們會回到扁桃腺切除，並追問由此可以學到何種教訓。

扁桃腺有什麼用？

扁桃腺是在位於喉嚨兩側的小腺體。它們以及與其密切相關的腺樣增生體（位在鼻腔後方、正常情況下看不到的組織塊），是我們免疫系統的一部分。這些肉肉的腺體是有助於對抗感染的早期警報系統。它們位在接近呼吸道的入口處，使得它們能夠很早就偵測到有可能透過我們呼吸的空氣，吸收進身體中的病毒和細菌。當病毒與細菌接觸到你的扁桃腺與腺樣增生體時，就觸動我們的免疫系統，產生有助於擊退感染的抗體。

一般認為在三歲以下的幼兒身上，扁桃腺與腺樣增生體能發揮對抗疾病的積極作用。嬰兒出生後的前六個月，它們甚至扮演關鍵的角色。但是它們在年紀較大的孩童或成人身上，究竟有何功能就比較不清楚。我們的身體就像是飛機的安全系統一樣，內建有多餘無用的部分。我們身體的其他部分，像是血液中流動的T細胞，也能有效啟動免疫系統，而腺樣增生體在青少年時期甚至會自然萎縮。許多人在童年時就切除了腺樣增生體和（／或）扁桃腺，日後似乎也沒有什麼不良影響（這包括本書作者之一）。

然而，扁桃腺有可能帶來麻煩。我們有許多人在感冒或喉嚨痛時，會經歷扁桃腺腫大；有時候這樣的腫大會帶來疼痛，而且扁桃腺會發炎與出現白斑——這種狀況被稱為扁桃腺炎。有些小孩子會反覆出現這樣的情況，導致慢性的呼吸困難與吞嚥困難，並伴隨著散播到耳朵、鼻子、喉嚨與肺部的感染。鏈球菌感染特別的危險，因為如果沒有治療的話，將會導致風濕熱這類威脅生命的疾病。腫大的扁桃腺若阻礙呼吸會帶來危險，還會妨礙正常睡眠。切除扁桃腺意味著少掉一個會疼痛與腫大的器官，以及減少出現相關問題的機會。這個邏輯簡單明瞭。切除掉生病、疼痛、腫大而沒有明顯功能的扁桃腺，會對一些小孩有益。切除它們很簡單，而且失去扁桃腺對身體也沒有明顯的不良後果。

扁桃腺切除簡史

從西元一世紀就開始有人切除扁桃腺了。著名的古羅馬醫師賽瑟斯（Celsus）描寫過這種手術技術。早期的手術步驟既危險又痛苦。包括直接使用刀子把扁桃腺切掉，或是用一條軟的線把扁桃腺勒斷。整個手術可以花上十二個小時，過程中病人坐在那裡歷經痛苦且無法吞嚥。名字取得很好的美國費城醫師菲利浦．斐基克（Philip Physick），＊在一八三二年發明了扁桃腺切除器，使得這個手術的疼痛減少很多。斐基克改造了懸雍垂切除器（uvulotome）；這是十七世紀在挪威發明的器械，用來切除懸雍垂（uvula）這個喉嚨後方懸掛的小塊組織。扁桃腺切除器主要是由一個環以及後面一塊上了蠟、用來撐住扁桃腺的紗布所組成，容易伸縮的刀片像斷頭台般乾淨俐落地把扁桃腺切斷。今天大多數的手術不是透過手術刀切除，就是使用各式各樣像斷頭台的扁桃腺切除器。

要到二十世紀初，隨著外科本身的成長，扁桃腺與腺樣增生體的切除才開始增多。扁桃腺切除很快就成為最常見的一種手術。醫學史學者研究過早期醫院所進行的各種手術。例如，美國創建於一七五一年的賓州醫院（Pennsylvania Hospital）是美國最古老的醫院之一，甚至可能就是該國最古老的醫院。該院在一八九五年最常執行的手術是頸部淋巴腺炎切除（也就是把頸部發炎的淋巴腺拿掉），那年它總共執行了二十五次這種手術。三十年之後，該院在一九二五年最常進行的手術是扁桃腺切除以及（／或）腺樣增生體切除，總共執行了超過一千次這種手術。（排名第二多的手術則是盲腸切除，那年總共執行了兩百三十四次。）《軍醫署圖書總目》（*Surgeon General's Index Catalog*）在一八九三年首次出版時，只以三頁的篇幅提到扁桃腺的手術。但是到了一九一三年出第二版時，光是扁桃腺的手術就占了十八頁。[1]

腺樣增生體切除術的歷史則較短。哥本哈根的威廉・邁爾（Wilhelm Meyer）在十九世紀下半提出，腺樣體的增生會帶來鼻腔感染與聽覺損害。究竟手術應

＊譯者按：Physick有醫學的意思。

該只切除扁桃腺或只切除腺樣增生體，或是兩者一起執行，不同時期有不同的意見。一般認為切除扁桃腺對喉嚨的問題有效，切除腺樣增生體則對中耳的疾病有效。實際上，外科醫師通常偏好利用病人住院與麻醉的時間，同時進行兩種手術。

十九世紀後期之所以切除那麼多的扁桃腺與腺樣增生體，原因在於當時流行的「感染焦點理論」（focal theory of infection）。這種觀念是一八七〇年代病菌學說（the germ theory of disease）帶來的微生物學革命的一部分，再加上X光（一八九五年發明）之類的新科技，使得醫師能夠觀察到體內原本觀察不到的部位。[2] 如果微生物會引起疾病的話，那麼任何滋生微生物的地點，都可能是從關節炎到腎臟炎在內各種疾病的來源。當時認為扁桃腺「構成了微生物發展的理想巢穴。那兒有著溫軟、潮濕、分解中的分泌物，而且擋住了可能將微生物沖刷掉的氣流或液體的磨擦」（Howell, 60）。

當然，扁桃腺切除的增加，是伴隨著越來越多建議切除扁桃腺的診斷。事實上，隨著扁桃腺切除越來越普遍，似乎扁桃腺這個器官的存在，就是扁桃腺切除的適應症（indication）。正如一位名醫在一九三〇年代回憶：「幾乎所有的兒童都會有威脅生命與健康的罹病扁桃腺」。診斷是基於兩種適應症：生理學的適應症與病理學的適應症。生理學的適應症是和扁桃腺有關的某些類型損傷，像是「小孩的聲音不好聽」或是耳朵痛與聽覺障礙，抑或是「身體機能的某些失常導致缺乏抵抗力，或是整體而不明確的表現不佳」。病理學的適應症包括其他部位出現了感染，或是把切除當成是預防措施：既然扁桃腺在那裡，就應該把它切除掉。換言之，醫學實證幾乎可以支持將任何小孩的扁桃腺切除掉。

扁桃腺切除的數量不斷增加，本身就是對醫院外科發展的一大助力。需要進行這種手術的小孩子數量，似乎總是超過醫院所能容納。根據一九二〇年代對紐約市兒童的調查顯示，有百分之十到百分之二十的兒童有扁桃腺肥大或是呼吸問題——這是他們的扁桃腺必須切除的確切症狀。當時有些醫界領導人考慮讓小兒科的實習醫師等比較沒有經驗的醫療人員，來切除扁桃腺，以便能夠執行更多的手術。在二十世紀初期，扁桃腺切除最能令人信服地展示外科的威力與成功。正如一位歷史學家所注意到，「沒有任何其他外科手術能達到更高比例的滿意成果」(Howell, 61)。值得指出的是，沒有任何其他手術能夠為外科醫師的銀行存款帳戶帶來更令人滿意的結果。扁桃腺手術能讓外科醫師致富。針對外科群醫醫療（group surgical practices）的現代研究指出，採用論人計酬而非論件計酬的保險制度時，扁桃腺切除的頻率就會降低。

流行病學的謎

但究竟是切掉誰的扁桃腺呢？流行病學學者注意到令人困惑的趨勢：某些群體的兒童似乎要比其他群體更容易失去他們的扁桃腺。早期關於扁桃腺切除的研究之一，是一九三〇年代由英國免費學校健康服務（Free School Health Service）贊助下進行的。研究者注意到，「比較一九三一年某些不同區域的切除率……揭露出在表面上看起來相似的地區，卻出現驚人的差異。那年馬蓋特（Margate）的手術率是蘭蓋特（Ramsgate）的八倍（這是兩個類似的海濱旅遊小鎮）；恩菲爾德（Enfield）的手術率是伍德葛林（Wood Green）的六倍以及芬區里（Finchley）的四倍（倫敦相似的地區）；巴斯（Bath）的手術率是鄰近的布里斯托（Bristol）的五倍；吉爾福德（Guildford）是附近的雷蓋特（Reigate）的四倍；索里斯伯里

（Salisbury）是鄰近的溫徹斯特（Winchester）的三倍」（引自 Bloor, 44）。

對病人階級背景的研究，也揭露出令人困惑的發現；例如英國頂尖的付費學校英國伊頓公學校，一九三九年的新生當中有百分之八十三已經沒有扁桃腺了。和其他的手術做比較，也揭露出令人困惑的資料。一九五〇年進行的一項研究發現，加拿大接受過盲腸切除手術的兒童，扁桃腺切除的機率是其他兒童的兩倍。或許米勒（Miller）和同僚在一九六〇年代的發現是最奇怪的，他們對新堡（Newcastle）的兒童進行樣本龐大的研究，發現四歲以下的兒童如果已經割了包皮的話，那他們接受扁桃腺切除術的機率是一般兒童的四倍。

這些令人驚訝的差異該如何解釋呢？研究者開始把焦點放在「如何決定此一手術真的是必要的」。美國在第二次世界大戰前對一千名紐約學童所做的研究，是經典研究之一。這些學童當中，百分之六十一的扁桃腺已經被切除了；其餘百分之三十九由一組校醫進行評估，校醫建議其中百分之四十五應該接受手術。至於被「排除」在手術之外的學童，則送去給第二組醫師再評估，而這組醫師則又推薦其中百分之四十六要接受手術。兩度被排除在扁桃腺切除手術之外的學童，再送給第三組醫師評估，這組醫師又建議其中百分之四十四該接受手術。到了這個階段，一千名學童當中，只剩下六十五人不需要接受手術。

針對腺樣增生體切除術所做醫學判讀的不一致，不只出現在不同的醫師身上，甚至由同一位醫師重複進行檢查，也會出現不一致的狀況：有個英國的研究使用九張兒童的彩色幻燈片，由四十一位耳鼻喉科專科醫師、小兒科醫師與一般科醫師檢視。但這些醫師不知道其中有兩張幻燈片是重複的；結果發現醫師對這兩張幻燈片做出同樣評估的機會，只比瞎猜的機率稍微好一點點而已。

放大檢視醫學檢查

由之前我們所討論的那些研究看來，很清楚地，不同的醫師對於扁桃腺切除的必要性，有著相當不同的評估。可能的解釋之一是，醫師使用的診斷判準差異很大。但實際上並非如此。雖然不同的權威所強調的指標有所不同，但醫師所參考的指標其實相當的標準。為了要找出究竟為何導致這些不同的結論，我們參考了一項針對醫師實際上如何進行診斷的社會學詳細研究。這是醫療社會學者麥可・布洛爾（Michael Bloor）於一九七〇年代在英國進行的研究。布洛

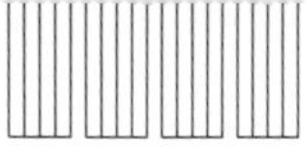

廣	告	回	信
臺灣北區郵政管理局登記證			
第 15512 號			

請直接投郵，郵資由本公司負擔

231

新北市新店區民權路108-2號9樓

左岸文化事業有限公司 收

縣市

市區鄉鎮

路街

段

巷

弄

號

樓

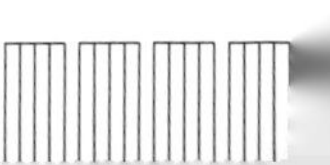

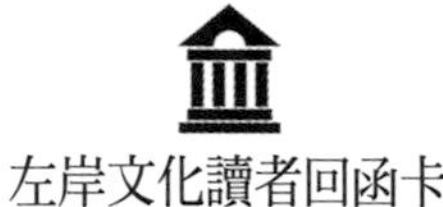

左岸文化讀者回函卡

姓名：______________

性別：_____

生日：_____年_____月_____日

E-Mail：____________________________

購買書名：__________________________

您如何購得本書：☐網路書店____________

☐實體書店_____縣（市）______________書店

☐其他_________________________________

您從何知道本書：☐書店　☐左岸書訊　☐網路訊息　☐媒體新聞介紹

☐其他__________________________________

您對本書或本公司的建議____

____

____

最新動態與閱讀分享 歡迎上網

左岸文化部落格

http://blog.roodo.com/rivegauche

臉書專頁

http://www.facebook.com/RiveGauchePublishingHouse

客服專線

0800-221-029

傳真

02-2218-8057

爾在幾家醫院的耳鼻喉科門診觀察十一位專科醫師。在英國，這類專科醫師是在比一般家庭科醫師更高一個層級工作，一般科醫師通常會在診所看兒童病人，如果有必要的話，則會將小孩子轉診到（通常是地方醫院的）耳鼻喉科專科醫師尋求諮詢。耳鼻喉科醫師會做出最後的決定，如果有手術必要的話也會親自執行。專科醫師的工作是評估個別病人，並決定是否應該切除扁桃腺。

從專科醫師的觀點來看，這類評估是頗為常規的，這點非常重要。他們日復一日、年復一年地檢查喉嚨痛的兒童。小孩總是會在一定的病理現象範圍內呈現出一些症狀。病人的主訴很熟悉，醫師依循著熟悉的診斷步驟做出常見的預後，並且指示尋常的治療介入方式。換句話說，這類診斷並不是在性命交關的情況與巨大的壓力下進行；而這類的手術本身也是常規的。正由於這個過程的常規性質，使我們能夠用它來闡明醫療決策。

布洛爾觀察到，所有的專家在開始檢查兒童時，都會注意三個扁桃腺切除的關鍵臨床適應症：1、頸部腺體的腫大（淋巴腺腫大到可以在耳朵下方的頸部摸到）；2、扁桃腺凹凸不平；3、咽部扁桃腺前方的肉柱出現鮮紅的顏色。然而在這些症狀當中，到底何者對於最後評估結果最為重要，這些專家則看法不同。尤其是有些醫師看的是相當廣泛的癥候（signs），其他醫師看的則是範圍相當小的一些癥候。例如，其中一位醫師認為，只要上面三個主要癥候出現了其中一個，就是扁桃腺感染的證據，因此需要將之切除。另外一位醫師唯一的判準是：出現多個腫大的頸部腺體，或是有兩個大到可以在脖子表面上看到的頸部腺體腫。

相較於他們所重視的臨床癥候，更具有啟發性的差異，是這些癥候和特定病人病史的關係究竟有多重要。在此我們首度面對醫學檢查工作所遭遇的複雜性。寫出病人的病史絕非小可之事，它是諸多醫學診斷與檢查的關鍵。正如我們在本書導論中所指出，做為一種專業，醫學在十九世紀末二十世紀初出現突破，透過驗屍和聽診器這類的新科技，診斷不再那麼依賴病人對其疾病的自我評估。然而，是否要進行扁桃腺切除，卻還是有賴於病人的自我報告（喉嚨痛、扁桃腺腫等等），以及醫師可以直接看到的臨床證據。此外，布洛爾注意到在這些案例中，醫學專業有兩個不同層級都對病人進行評估，分別是首先接觸病人的一般科醫師，以及接著必須執行手術的外科醫師。而我們將會看到，這點導致事情更加複雜。

布洛爾發現，不同的檢查者採用不同的策略來處理病人的病史。在布洛爾的樣本當中有一位醫師認為，三種主要癥候當中出現了兩種，是診斷的關鍵；這些癥候成為診斷為必須進行扁桃腺切除術的唯一基礎。換句話說，病人的病史不重要。這位醫師發現他大多數的病人都有兩種以上的臨床癥候：「我認為我的病人當中，大概有百分之八十要進行扁桃腺切除，大概五個病人中有四個屬於這個範疇」(Bloor, 48)。就這位醫師的觀點看來，如果沒有扁桃腺感染的直接臨床癥候，那就沒有必要馬上進行手術。

但另一位醫師採取了幾乎是完全相反的策略。這位醫師毫不重視扁桃腺或頸部腺體檢查的發現。有些時候（例如診所中的小孩子鬧脾氣或是害怕），他甚至會放棄檢查小孩，而完全根據病史來做出決定，這些病史大多是由家長提供的。另一位醫師同樣強調喉嚨痛的重要性：「我認為幾乎每個個案都是由病史來決定的，而非檢查。有人曾經說過，檢查小孩喉嚨的唯一目的，是確定扁桃腺還在那裡，搞清楚有沒有人已經搶先一步把它切掉了！我肯定這是誇張的說法，但它說出了重點。」(Bloor, 49)

當然，病史很少是中性的。即便講一段關於喉嚨痛的簡單歷史，都可能涉及許多不同的預設。例如，醫師應該搜尋多少細節來重建病人的病史呢？布洛爾發現，其中一位醫師只需父母確認小孩是否常有喉嚨痛的困擾：

醫師：他的扁桃腺是不是帶給他很多困擾呢？

母親：是的。

另一方面，有些醫師詳細詢問父母症狀歷時多久，以及出現症狀的頻率。例如：

醫師：她的喉嚨痛？

母親：是的。

醫師：多久了？

母親：這兩年的冬天都會這樣。

醫師：妳一年得去看幾次醫師？

母親：三到四次。

而有些醫師認為，範圍廣泛的症狀都和病史有關，而會加以查問。在下面這個例子，病情的嚴重程度，以及是否有任何耳朵的症狀，都被提及。

〔一個十歲的女孩被一般科醫師轉診進來，在病史上註明「復發的」喉嚨痛和耳朵痛，還提到腫大而「不健康的」扁桃腺，並且詢問是否需要進行扁桃腺切除術。」

醫師：妳多常出現喉嚨痛？

母親：最近常常這樣。

醫師：它們持續多久？

母親：一次一個禮拜。

醫師：這種情形有多久了？過去的兩三年嗎？

母親：是的。

醫師：一年發病幾次？

母親：三到四次。

醫師：她因此需要服用盤尼西林嗎？

母親：是的。

醫師：常常得向學校請病假？

母親：請了不少。

醫師：耳朵有任何問題嗎？

母親：是的，她上次耳朵痛。

醫師：她是否通常在冬天出現這種病？

母親：是的。

醫師（檢查小孩）：耳朵看起來還好。她多大了？差不多九歲嗎？

母親：十歲。

〔醫師發現扁桃腺感染，腫大的腺樣增生體，但鼻子和耳朵沒有看到什麼問題。他把小孩列入T's跟A's（扁桃腺切除與腺樣增生體切除）。〕

透過索取更多特定的資訊，某些醫師對症狀的評估，就能夠獨立於父母與一般科醫師的評估。透過詢問發病的頻率，醫師雖然仍舊依賴父母的說法，但其所達成的評估，實質上可以和父母的評估相當不同。此外，藉由過去是否曾經使用抗生素這類的指標，專科醫師能夠找到獨立於父母評估之外的判準；雖然就這個例子而言，這使得專科醫師更加依賴一般科醫師稍早對於情況嚴重程度的評估。在某個個案接受專科醫師診視之後，布洛爾詢問這個小孩是否罹患扁桃腺炎。專科醫師答覆：「是的，我認為如此。如果他只是感冒的話，一般科醫師不會開抗生素給他」（Bloor, 51）。

這些小孩子是轉診來的，這就導致了病人病史的不同部分受到不同程度的重視。對其中一位醫師而言，轉診本身就意味著反覆感染的病史，而他精簡的病史詢問及檢查，只不過要用來肯定這一點。另一方面，有些醫師則尋求更為精密的證據，而絕不認為轉診這件事本身有太大的意義。

我們現在可以開始看出，為什麼不同的醫師會達成不同的結論。這不是因為某些醫師的診斷能力比其他醫師差（雖然實際上可能如此），也不是因為醫師依據的是不同的指標和症狀。在抽象的層次上，醫師似乎對症狀種類以及適應症有大致上的同意，但是醫師對這些一般狀況的常規運用方式，卻可能有著戲劇性的差異。大家都同意，一些特定的症狀是切除扁桃腺的適應症；但在專科醫師日常醫療當中，它們卻得到不同的詮釋。

最後還有一個因素，讓一些醫學檢查狀況變得更複雜。他們處理的是小孩。關於出現了什麼症狀、在什麼時候出現、它們的進程以及之前接受過什麼樣的治療等等，醫師似乎樂於依賴父母的說法。這使得事情變得更加複雜，因為這樣做的前提是，父母必須是小孩症狀可靠的見證人和詮釋者。當然，即便在處理成人時，醫師也沒辦法直接探測到病人主觀的心理狀態；他們必須依賴直接的觀察和病人的自白。例如，一個病人可能會說「我痛死了」，醫師看到病人進到診間坐下時皺起眉頭，而能夠肯定這一點。當處理的是小孩子時，要由這兩種不同的資訊來源來做出推論，變得更像門藝術了，因為小孩子可能只有有限的語彙，也搞不太清楚什麼是忠實的描述。例如，本書作者之一的四歲女兒曾經抱怨她的腿痛，但拒絕說出腿的什麼地方在痛。小兒科專科醫師在檢查她時，叫她用各種不同的方式在他的診間走動。這門藝術是要讓腿「自己說出」哪裡在痛。

布洛爾發現小孩子的年紀，是醫師採取何種常規檢查之關鍵因素。有位專科醫師通常會依賴父母對於發病的嚴重性與時間長短的評估，但如果碰到非常小的小孩時，他會問更多特定的問題。其他的醫師在處理非常小的小孩時，會由小孩子一般的健康狀況來評估感染的影響。換句話說，當同樣的症狀與癥候出現在不同年齡小孩身上時，可以預期這對每位專科醫師而言可能具有不同的意義。至於什麼樣的年紀可以稱得上是「幼兒」，不同的醫師也有不同的判斷。有兩位專科醫師針對兩歲或三歲的小孩，會使用特別的常規檢查。另外一位專科醫師在診斷七歲以下的小孩時，會使用另一套決策規則。有一位專科醫師使用一套最精密的年齡標準，他把小孩子分成三個年齡組：針對三歲或三歲以下的小孩，手術的判準是最為嚴格的；四歲到六歲的小孩，手術的判準則沒有那麼嚴格；七歲和七歲以上的小孩，手術的判準則是最寬鬆的。

我們必須再次強調，這篇論文所研究的專科醫師都是能力很強，經驗豐富的醫學檢查者，他們之所以會有不同的判斷，似乎不是來自於訓練上的差異。其實對於相關的判準為何，他們的意見一致。毋寧，不確定性似乎是內在於醫學的診斷過程本身。

對診斷的診斷

要了解為何醫學檢查與診斷有這麼大的不確定性，我們暫時不提扁桃腺，先檢視看病時所牽涉到的各種技藝與學識技能。所有的診斷都必須將各種的臨床資訊和病史一起衡量，而病史又是由病人提供的，有時候這些資訊也會來自其他代表病人的人，像是父母或是其他的專家，例如將病人轉診過來的一般科醫師。因此要達成最後的診斷，有賴於許多不同種類的技藝與專家技能。

我們由外往內，從病人的角度層層探討的話，首先會碰到的是病人本身對他們的症狀加以歸類、納入範疇與進行診斷的技藝或學識技能。在還沒去看醫生之前，通常會先有自我診斷。這裡所牽涉到的是很基本的觀察與技藝，有些人比其他的人更會觀察與監控他們自己的身體，並注意到自己的健康狀態在一段時間內的變化。由觀察來得到自我診斷，其所涉及的技藝有一部分是要知道身體什麼時候出毛病了；要能分辨不正常與嚴重的症狀，以及正常與瑣碎的症狀。兒童必須學習這種技藝，而要做好的父母也得學會解讀細微的線索，以分辨小孩子是不是真的生病了（一起和你的小孩分享這種知識，他們才能學會怎麼去做）。個人個別的歷史與差異，以及許多不特定的症狀是很常見的，這些都讓自我診斷變得更為複雜——胃痛可能只不過是生活的一部分，輕微的疼痛（像是頭痛）也是如此。熟悉自己的歷史和變化，以便知道什麼時候是真的發生毛病了，這似乎是進行令人滿意的自我診斷的關鍵要素。

自我診斷的技藝，其要素之一是要能處理什麼時候是出現真的身體症狀，而什麼時候它們是帶有身心症的成分。當然，這樣的區分不是十分明確，且若真的是身心症，仍可能意味這是值得注意的症狀。我可能覺得今天情緒很低落，並且注意到我肌肉痠痛，但如果我天天都情緒低落，那麼我的肌肉痠痛就似乎自有其緣由了。相反地，我可能真的感到疼痛而導致憂鬱，後者又使得疼痛更加惡化。正如我們在第一章所指出，對醫學科學而言，身心互動是個充滿不確定性的龐大領域。這是少數熟悉其情緒起伏的個別病人，能夠補充醫師所沒有的第一手知識之處。然而，這裡的危險是病人可能誤診這些身心症狀，把它們視為一種新的、可疑的疾病（我們在第五章討論「雅痞感冒」時會提出更多的細節）。雖然個人能夠熟練地監測他們的症狀是否有其模式，以及這些症狀是否適用於某個疾病的範疇；但這樣的疾病範疇只能由醫學科學建立起來，像是透過細膩的流行病學研究來加以建立；這不是個別病人所能夠決定的。我們在第五章會再討論病人在多大程度上能夠超越自我診斷，而成為醫學科學家。

最後必須指出，自我診斷這樣的過程，也涉及到醫師在進行診斷時所用到的許多詮釋技藝。例如自我診斷會涉及到觀察和解釋醫學儀器的結果，現在病人越來越依賴儀器來做自我診斷——不管是古老而簡單的溫度計，或是血壓計、血糖測量計、心律監視器、或是尖峰呼氣流量計（peak flow meter）。醫學科技已不再專屬於專業人員，病人重新取回他們一度失去的某些權力。病人就像醫師一樣必須將這些儀器的數字，轉換成為某種客觀而能夠加以報告的資訊。同樣地，病人也必須能夠監督從藥物到心律調節器等，各種醫療介入對他們身體的效果。要能夠在某些疾病或慢性狀況的脈絡下，注意到症狀，加以分類與納入範疇，然後再加以詮釋。病人或許會相當善於辨認出影響其病況的因素。氣喘這類的慢性疾病尤其如此，病人在日常中就學會要避免哪些過敏原。因此病人的自我診斷究竟能做得多好，有賴於許許多多的因素，包括他自己的觀察能力、他的訓練（有些病人可能是由醫師、護士或健康訪視員來教導如何使用儀器以及在家裡自行進行醫療介入），以及他接觸醫學知識和醫療實作的程度（這裡包括是否有接觸到醫學書籍、自助手冊，而網際網路可能帶來巨大的差異）。

自我診斷的能力或許會因為文化不同而有所差異。例如，我們很驚訝地發現在英國的健康照顧體系中，由於病人很少能夠選擇醫師，一般的社會風氣是信任醫師；和美國相較之下，英國病人醫學方面的知識程度較低（甚至教育程度很高的階級也是如此）；在美國，人們能夠更自由地選擇醫師，似乎更常展現出他們相當熟悉豐富的醫療詞彙，並能夠用此來描述各種病痛和療程。

如果病人本身也是個醫師的話，那應該會非常善於自我診斷；同樣地，因為相同的一組症狀而去看了五十次醫師的人，應該會比第一次看醫師的人有更好的自我診斷能力；一個常看電視醫療戲劇的人，也應該會比只看電視球賽轉播的人更會自我診斷。在所有的狀況下，我們的技藝可能都會隨著時間而改善——不管是量體溫或監控血糖濃度，打針或是了解自己疾病的進程。在許多種意義上，病人很快成為自身疾病及其進程的專家，但這種來自於長期經驗的局部專家技能，不應該和一般的醫學專家技能混為一談。

「自我診斷」就許多案例而言是個錯誤的名詞。自我診斷有可能經常涉及到集體的努力——將分散在各處的專家技能集結在一起。小孩和老人需要別人辨識出其症狀，這點在他們身上是最明顯的。但我們當中有許多人也會和家人、朋友以及同事討論我們的症狀以及「我們有什麼毛病」。網際網路、線上聊天室和群組能夠提供進一步的集體努力——特別是在涉及到不尋常的疾病或新的疾病時。

當我們去看醫師時，自我診斷的學識技能還必須伴隨著另外一種醫師也參與其中的專家技能。這種技藝是要將你的自我診斷、你的症狀以及你的病史，轉譯成某種醫師能夠納入其診斷的東西。很明顯地，這種技藝的關鍵要素之一在於和病人互動的醫師。醫學社會學者對於醫病互動已經有很詳細的分析。這是很複雜的一件事情，涉及到角色扮演、語言技能、階級背景以及建立同理心、同情與親近關係的能力（這常稱為臨床風範，bedside manner），還有微妙的互動因素，像是在醫學檢查時該怎麼樣呈現身體，以及醫生病人彼此凝視的合宜方式等等。

將這種互動當作醫生和病人都具備的學識技能，就會提出新的問題。例如，身為病人的你必須做出選擇：你是要提供對自己症狀的分析，或是只是描述它們，或者兩者都做一點呢？你如何因應理論引導的觀察（theory-ladenness of observations）這樣的問題——你是將風疹稱為風疹，或是稱它為猩紅熱風疹（〔scarlatina〕猩紅熱所造成的過敏性風疹）？你會提到你注意到你的舌頭出現草莓般的顏色嗎？或是留著讓你的醫師自己來發現？一旦你有了自我診斷，你就知道該注意什麼，而這可能會影響原本不偏不倚的檢查。另一方面，如果你很確定你得了什麼毛病（當然你可能是錯的），那麼你的目標可能會是說服醫師盡快同意你的看法，然後帶著「正確的」診斷與處方盡快離開。那麼這時候你該如何用具有說服力的方式，描述並呈現你的症狀，以便讓你的醫師注意到呢？

我們都經驗過那種奇怪的、逆反的身心作用，那就是去看醫師的壓力會讓你覺得病情好轉。這種效應在教書、表演與電視訪問等其他領域也都很常見，在這些狀況下，表現的壓力會讓人對身體功能有超乎尋常的控制；例如，演員在舞台上很少打噴嚏、放屁或出現其他不受控制的身體排泄。記憶力、修辭以及與人幽默互動的能力都可能影響結果，而這會有次發的互動效應：醫師或許受過訓練，知道該如何解讀你不擅言詞而沒有呈現出來的症狀；或是你在修辭上太過刻意，使你的案例反而比較沒有說服力。這並不是說醫學診斷能夠免於這些因素的影響——當然醫師受過訓練，能夠辨識出這些因素並加以減輕——但病史是共同努力的成果；醫師也必須要展現誘導病人提出說法的專家技能，而其專家技能也必須能夠評估你的說法的真實性、一致性與可信度。正如我們在扁桃腺切除這個案例中所見到，這裡還涉及到其他種類的證據，像是一般科醫師的轉診，藥物處方的證據等等；它們也構成資訊的一部分，可做為評估病人說法的基準。[3]

結論：診斷不確定性的光譜

最終還是要做出診斷或建議。扁桃腺切除的案例顯示，醫師使用類似的指標，卻可能達成不同的決定。如果其中涉及到不同種類的專家技都能夠標準化，那或許我們可以期待結果有較高的一致性。不幸的是，情況並非如此。或許其中最為標準的專家技能是來自於醫學訓練，醫師接受類似的訓練方式（雖然不同醫學校以及不同國家的訓練方式可能有差異；例如英國醫師的訓練是要能使用聽診器來偵測心臟狀況的微妙變化；美國的醫師則沒有受到這種訓練），這類共同的醫學訓練的作用，在扁桃腺這個例子是很明顯的——所有的英國醫師都同意那些症狀和扁桃腺切除的決定相關。然而，即便擁有相同的訓練，醫師的經驗多寡也不一。更關鍵的是，像扁桃腺切除這樣的案例，慢性的狀況經過長時間的評估，必然有來自於病人的自我診斷，而病人並沒有接受標準的訓練，不同人的自我觀察與自我診斷的學識技能可能有巨大的差異。

診斷的不確定性不只隨著個案的不同而不同，更重要的是，會因為疾病的不同而不同。我們現在可以從個體相對於集體這個主題切入，來釐清該怎麼思考診斷的不確定性。對某些疾病的熟習程度已經到了個別的診斷會高度可靠的程度（雖然特定的診斷仍會隨個案的不同而不同）。正如我們在第一章所提到，在光譜的一端是肢體骨折這類的疾病，它們的原因很清楚，將隨機控制試驗這類的統計學思維應用於這類疾病，會是很荒謬的。診斷是否需要進行扁桃腺切除，則趨近於光譜的另一端，它更像是解答飲食和心臟病或癌症是否相關的問題。理想上，我們需要的是統計學的證據，像是流行病學研究所提供的證據。當然扁桃腺切除並不像心臟病或癌症這類疾病。扁桃腺切除是一種醫療步驟，因此更像是一種治療。

本章稍早已經提到，流行病學證據顯示，扁桃腺切除和那些我們通常認為並不相關的社會文化變因息息相關，像是教育程度、切除包皮以及國籍。這間接地讓扁桃腺切除的有效性受到質疑。然而，其實有更直接的統計學方法來評估扁桃腺切除的有效性；那就是對生病兒童的群體進行隨機控制試驗，針對接受「扁桃腺切除」治療和完全沒有接受治療的對照組，進行比較（很難想像如何用嚴謹的方式對控制組使用安慰劑，因為我們無法對這麼大的群體進行假的外科手術）。雖然這種證據沒辦法直接告訴我們任何特定個案的扁桃腺切除是否有效（因為人們有可能是因為和扁桃腺切除毫不相干的原因而病情好轉），但就群體而言，它能區辨出扁桃腺切除這種醫療介入的優劣。

事實上，近年在匹茲堡曾對一群兒童進行這樣的試驗。其中一組的研究對象是反覆出現嚴重喉嚨痛的小孩（這些兒童吻合較標準更嚴格的扁桃腺切除判準）。結果顯示，雖然「沒有接受治療」的那組小孩，病情通常自行好轉；但就減少喉嚨痛復發這點而言，扁桃腺切除帶來更大的好處。然而，針對比較不那麼嚴格的扁桃腺切除適用判準的兒童（但仍比一般標準更嚴格），所做後續的研究顯示，從這種外科所獲得的好處是相當微小的（研究結果在二〇〇二年發布）。作者們結論說「扁桃腺切除與腺樣增生體切除，幫那些受到反覆喉嚨感染輕微影響的兒童所帶來的好處，無法正當化此種手術所帶來的風險、傷害及成本。」[4] 如果我們能夠接受這個研究發現的話，這指出就反覆發生但並不嚴重的喉嚨痛而言，不應該建議扁桃腺切除與腺樣增生體切除。[5]

醫學本身就有著不確定性，但關鍵是要知道你在不確定性光譜上的位置，這光譜可以從個體層次上就已經相當明瞭的醫療介入（像是治療肢體骨折這類的案例），到我們只有統計資料而遠為不確定的醫療介入，像大多數癌症手術切除的案例。肢體骨折很少會尋求第二意見（除非骨折很複雜而需要複雜的治療步驟），但如果診斷你是罹患乳癌的話，那你最好還是要尋求第二意見。關於扁桃腺切除這個案例，奇怪的是，我們傾向於把它當成在光譜上趨近於肢體骨折這一端。例如，很少有人會就扁桃腺切除尋求第二意見。或許這種手術的常規性質以及它表面上的低成本和安全性，使人受到誤導。一般的認知似乎是，扁桃腺切除是沒什麼大不了的。

然而扁桃腺切除可以是不得了的，特別是如果出差錯的話，而有時候它確實會出差錯（出血是最大的問題）。任何使用到麻醉的手術都有風險（而扁桃腺切除手術會使用麻醉）。麻醉的不良反應而導致死亡的機率是一萬四千分之一（沒有根據年齡進行調整）。這類手術本身導致死亡的案例很罕見，但它確實偶爾會發生。遺憾的是，就此一手術而言，我們沒有來自大量人口的死亡統計。一九七〇年以來關於個案死亡率的報告，其估算從千分之一到兩萬七千分之一不等。雖然死亡的風險似乎很小，但就某些估算而言，它的風險和嬰兒猝死的風險一樣。嬰兒猝死引發媒體的注意，而用了大量金錢進行預防。這必然和嬰兒猝死的出乎預料有關，毫無疑問地，在這種情況下失去寶寶，是我們所能經歷到最殘酷而令人傷心欲絕的事件之一。但扁桃腺切除導致死亡的事件則被等閒視之。死於這種一般認為是常規的手術，並不會引發醜聞或公眾聲浪。然而，車禍死亡也很尋常（美國平均每天有一一五人死於車禍，這是個驚人的數字）不過我們更擔心的卻是墜機、恐怖份子和疫苗接種。本章提醒了我們，正是尋常的不確定性和尋常的死亡，尋常地受到忽略。

CHAPTER

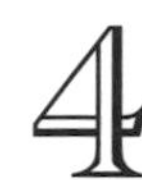

另類醫療：維他命C與癌症的例子

一部裝有空調的現代遊覽車，正要離開匈牙利環境研究所（Hungarian Institute for Environmental Research）的會議中心；該中心位於巴拉頓湖（Lake Balaton）湖畔的蒂哈尼鎮（Tihany），剛舉辦了為期四天的「詮釋學與科學」（Hermeneutics and Science）國際學術會議，車上則坐著本書作者之一平區在內的與會者，他們正要回到布達佩斯轉搭國際航線。會議的主辦人是一位年輕的匈牙利女子，稍早報告了一篇數學哲學的論文。她突然和一位日本與會者的太太一起走出車外，引起一陣突如起來的騷動。她向旁邊的人要了打火機，那位日本婦人將小小的一支香插到一小片金屬上，然後貼在這位匈牙利女子的脖子和手上，讓點著的香燒完。平區下了遊覽車，想搞清楚到底發生了什麼事。

她們進行的是種日式另類醫療。那位匈牙利女生頭痛，而日本婦人則使用可攜帶式的針灸器械加以治療（參見圖四）。平區好奇地問那名匈牙利女士，為何不服用阿斯匹靈就好。對方回答想要「試試不一樣的東西」。後來平區發了封電郵問她治療到底有沒有效；她回答：有效「一陣子」。

上述遭遇及其不確定的結果絕不是特例。伴隨著國際旅遊、全球化以及

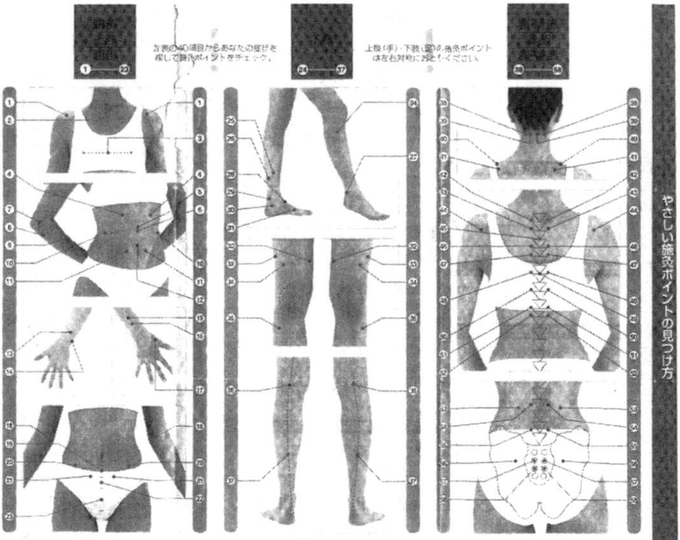

圖四 ———日本可攜式針灸用具說明書。

越來越多的健康照顧選擇，過去稀有而充滿異國風味的另類醫療（有時稱為「輔助性醫療」〔complementary medicine〕），現在垂手可得。另類療法的範圍非常廣，包括整骨療法（osteopathy）、針灸、芳香療法（aromatherapy）、亞歷山大技法（Alexander technique）、順勢療法（homeopathy）、按摩、指壓按摩（shiatsu）、虹膜學（iridology）、整脊術（chiropractics）、草藥、冥想、全人反射學（holistic reflexology）、運動機能學（kinesiology）、催眠以及各式維他命療法。不少這類療法透過藥房、健康食品商店或網路提供成藥，如同標準醫學一般。只要到附近的健康食品店逛逛，就會發現各種令人摸不著頭緒的療法，從專治憂鬱症的金絲桃（Saint-John's Wort）到順勢療法藥丸都有，後者根據其規定的科學觀點，必須將所有的有效成分都稀釋到無法偵測。

當然，民俗療法和走方醫的療法（quack remedies）在歷史上一直是醫療事業的一部分。對當時許多罹患疾病的人而言，這確實是他們僅有的療法；而今天世界上有許多地方的情況依然如此。有些民俗療法在今日仍舊盛行，但為正統醫學收納到門下。史上最早診斷出來的疾病之一，是人稱痛風（gout）的一種慢性關節炎；這種疾病至少在古希臘時代就已經為人所知。秋水仙（autumn crocus）有好幾個世紀一直是用來治療痛風的少數藥物之一，從它提煉出來的秋水仙素（colchicine）今天仍舊是痛風患者的第一線藥物（有趣的是，現在的醫學科學仍舊無法解釋它為何有效）。現代醫學科學的興起勢不可擋，意味著到了二十世紀中期，民俗療法不是整合到現代醫學中，就是遭排斥到邊緣而被稱為「另類醫療」。

近年來另類醫療的大為成功，似乎是六〇年代「反文化」的副產品。反文化潮流關注東方宗教、全人、整個地球，非常懷疑資本主義及其產品。在一九六〇年代之前，美國的另類醫療經常和右派結合在一起，而一九三〇年代美國許多頂尖的另類醫療治療者確實是反猶的右派民粹主義者。[1] 他們指控帶頭攻擊他們的美國醫學會（American Medical Association）受到共產黨和猶太人的操控。當英國在一九四八年設立國民健康服務（NHS）時，另類醫療已經相當沒落了，根據歷史學者波特（Roy Porter）的說法，只剩下「一小群邊緣的草藥師、靈媒、宗教治療者以及通靈者」（Porter, *Greatest Benefit*, 688）。然而波特也指出，到了一九八一年據估計，另類醫療治療者（三〇三七三人）實際上比一般科醫師（三〇一八〇人）還多。美國的成長似乎來得稍微晚一點，但一九九九年史丹佛疾病預防研究中心（Stanford Center for Research in Disease Prevention）提出報告，指出其調查發現百分之六十九的回答者曾經使用過某種形式的另類醫療。美國醫學會指出，在一九九〇年到一九九七年之間，使用另類醫療者的人次增加了百分之四十七。在美國的另類醫療展可以看到右派和自由派的奇特結盟，這些商展通常都會吸引反政府的民兵和新紀元（New Age）的熱衷者。國家衛生院（National Institutes of Health）在國會（包括具有影響力的共和黨與民主黨國會議員）的壓力下，設立了另類醫療辦公室（Office of Alternative Medicine），在一九九八年則改名為輔助與另類醫療國家中心（National Center for Complementary and Alternative Medicine）。中心一年編列九千萬美元預算，鼓勵研究者評估主流醫學所忽略的非正統療法，包括蜜蜂花粉營養補充劑、電化學電流（electrochemical currents）、代禱（intercessory prayer）以及非正統的癌症治療法。

對抗另類醫療的戰鬥，傳統上是由美國醫學會及其姊妹組織英國醫學會（British Medical Association）等主流醫學組織所領導。直到一九八〇年代，英國醫學會的醫學倫理手冊仍警告醫師不要和整骨師或類似的治療者打交道，否則會遭到處罰。但是到了一九九〇年代，英國醫學會在其主席查理王子的規勸下，採取了比較妥協的立場（英國皇室長久以來都鼓吹順勢療法）。的確，今天國民健康服務提供了許多另類治療（雖然一般科醫師仍擁有臨床主控權），在一九九八年，每五個一般科醫師就有兩個曾將病人轉診給另類治療師。在荷蘭與法國等歐洲國家，其成長也同樣可觀。造訪非正統治療者的美國人在一九九〇年達到四億兩千五百萬人次；相較之下，造訪基層照護（primary care）醫師的人次，則是三億八千八百萬。

病人的需求不斷成長。那些正統醫學已經無能為力的絕望病人，會在其他地方尋求舒緩。然而另類醫療人員的主要生計，是來自頑強的慢性病（像是氣喘）和低度的病痛（像是背痛）。面對沒有生命危險卻讓人痛苦衰弱的病情，求助於「走方醫」，其可能帶來的好處似乎超過了風險。當正統醫療能做的似乎極為有限，頂多只是減緩症狀而無法治療根本病因，何不試試另類醫療呢？

毫無疑問本書的許多讀者就像作者一樣，曾經嘗試過草藥療法、整脊術、順勢療法、針灸等等。今天的保險給付經常包含這類另類療法，而在瑞士等某些國家的醫學脈絡中，去看順勢療法的醫師就和去看（一般）醫師那樣尋常。病人彼此交流這類意見：「誰是城裡最好的整脊師」或是哪個人「讓我的背痛更嚴重了」；紐約市某「治好我兒子皮膚病」的中國草藥師的名字等等。但是另類醫療究竟多有效？

評估任何醫療介入的成功程度是極為困難的。我們在心肺復甦術的例子中會看到這點（第六章），即便是廣泛使用的正統技術，其成功程度也很難評估。以完全不同的宇宙觀和做法為基礎的技術，很可能更難評估。此外，另類治療者經常拒絕接受正統醫學「化約論」的疾病分類法。例如，納瓦荷印度安人（the Navaho）有一種名為「夜道」（Night way）的治療儀式，會同時治療我們認為是不同種類的頭部疾病，包括頭痛、視力不良與做惡夢。另類治療有時候也會包含屬於正統治療方法的元素（像是「夜道」的「發汗療法」），由於另類醫療是以全人而非以界定清楚的症狀作為對象，因此傳統的統計學概念也許無法適用。另類醫療診所的病人紀錄通常不完整而令人挫折，使得這類療法的評估更為困難。

要評估大多數的醫療介入，科學上最嚴謹的方法是隨機分派臨床試驗（randomized clinical trials，RCTs）；許多國家的法律要求必須使用這種試驗。基於上述理由，它們很少應用在另類醫療。史蒂芬．史特勞斯醫師（Dr. Stephen Straus）

在西元二〇〇〇年就任輔助與另類醫學國家中心主任一職時，就著手處理這個問題。史特勞斯宣布，他打算將「正統醫學進行決定性研究時所使用的相同設計」運用於另類醫療，包括使用隨機雙盲試驗（random double-blinded trials）。他說：「既然目標是要讓另類醫療獲得接受，那麼說服醫師、科學家和藥理學家就很重要……研究必須做得好，而答案必須越明確越好。」（引自Juhnke，152）本章我們將焦點放在一個使用這種辛苦方式來評估另類療法的例子，此一療法宣稱高劑量的維他命C可以治療癌症。

萊納斯．鮑林與維他命C癌症的爭議

如果不是因為萊納斯．鮑林（Linus Pauling）的大名，我們或許從不會聽說高劑量的維他命C（〔ascorbic acid〕抗壞血酸）能夠治療癌症。在一九九四年過世的鮑林是世界上最著名的科學家之一，他在一九五四年因為有關化學鍵結的基礎研究而獲得諾貝爾化學獎，在一九六二年更由於他致力於反戰運動而獲得諾貝爾和平獎。鮑林在科學上有許多發現，不過他最有名的是在追逐發現

DNA結構的研究競爭中，敗於華生與克里克。

鮑林在一九七〇年代鼓吹維他命C，常被視為是他在科學上開始走下坡的徵兆。這種說法對鮑林並不公平。他在這個領域的工作延續了分子生物學化約論的信條和實驗方法，而且反諷的是，他的維他命C療法感覺很像是整體論醫學所抨擊的醫學「魔術子彈」(magic bullet)。

鮑林對於維他命C的鼓吹，可以回溯到他早期一個著名的發現，那就是名為鐮刀型貧血症(sickle-cell anemia)的遺傳疾病，是由遺傳的分子缺陷所引起的。他推論所有的人類都有另外一種遺傳病，他稱之為低抗敗血酸症(hypoascorbemia)，亦即血液中缺乏維他命C。他推測人類在演化的某個階段，由於DNA突變而失去了合成這種必要營養素的能力。鮑林在一九六八年提出一門新醫學，稱之為正分子醫學(「orthomolecular」字面上的意義就是正確的分子)，來推廣他這種全新的疾病研究方法；他將正分子醫學定義為：「透過調節人類體內正常狀態下出現的分子濃度，來保持良好的健康以及預防與治療疾病。維他命是重要的正分子物質，特別是維他命C」(引自Richards，37)。

一位不具醫師資格的人如此闖進醫學領域，無疑會引起醫學界的震怒。

醫師、精神科醫師與營養學者攻擊鮑林的概念既不科學也沒有根據。鮑林被迫採取防禦立場，鮑林甚至無法讓史丹佛醫學院的同事對他所提出的新醫學領域研究計畫產生興趣。他在一九七三年從史丹佛大學辭職，設立了自己的正分子研究機構。社會學對邊緣科學的研究指出，當科學家失去正統科學的資源時，會如何被一步步地推向邊緣的機構。[2] 鮑林很快就發現自己沒辦法從國家科學基金會（NSF）以及國家衛生院（NIH）獲得主要的研究計畫經費（這是研究經費的標準來源），結果迫使他向整體論醫療團體與另類醫療團體尋求資助，而這些團體原本是他很不願意牽扯上的。對鮑林的批評者而言，這毫不意外地確認了他們原本的懷疑，他們認為鮑林就是個還沒出櫃的整體論醫學與另類醫學熱衷者。

鮑林一開始是鼓吹用維他命C來治療一般感冒。他一九七〇年出版的書《維他命C與一般感冒》（*Vitamin C and the Common Cold*），暗示維他命C或許可以預防或治療癌症，他這個想法是從身為工業界化學家的維他命C熱衷者愛文・史東（Irwin Stone）那裡得來的。當時尼克森總統推動的「抗癌戰爭」（War on Cancer）才剛展開，癌症成為美國最主要的公共衛生問題，在死因當中排名第二（只有心臟病殺死更多的美國人），每五個死去的人當中大約就有一個死於癌症，而且每年約有一百萬個新罹患癌症的病人接受治療。

伊旺・卡麥隆醫師

對維他命C與癌症的實際研究，是由鮑林的合作者伊旺・卡麥隆（Ewan Cameron）這位蘇格蘭外科醫師所執行。卡麥隆在一九六六年出版了評價不差的《玻尿酸酶與癌症》（*Hyaluronidase and Cancer*），他在書中提出一個新方法，主要是控制癌細胞的侵略性而非摧毀癌細胞。卡麥隆認為癌細胞會釋出玻尿酸酶來影響基質（ground substance）。所謂基質是所有細胞都鑲崁其中的果凍般的物質。惡性細胞會繁衍並穿透基質，進而侵入鄰近的組織。他認為在健康的細胞中由於玻尿酸酶抑制因子（physiological hyaluronidase inhibitor，縮寫為PHI）的存在，會在生理學上抑制這種侵犯。惡性細胞及其後代不斷地製造玻尿酸酶，以致於這種酶過多而壓倒了玻尿酸酶抑制因子。卡麥隆用他的玻尿酸酶抑制因子觀念來解釋癌症發展的許多特徵。此外，如果能找到玻尿酸酶抑制因子的話，在治療中就可以用它來消解癌細胞的惡性。

卡麥隆長期的目標是要說服大藥廠設法找出PHI物質，並將它製造成適合臨床使用的形式。由於抗癌戰爭所帶來的動力，美國研究者開始對卡麥隆的新作法感到興趣。卡麥隆自己則開始使用多種賀爾蒙的雞尾酒療法來治療末期癌症，在一位美國研究者（不是鮑林）的建議下，他加上了大劑量的維他命。他希望這些藥物能使病人的基質更能夠抵抗惡性細胞的入侵，而有助於控制癌症。卡麥隆在一九七一年首次寫信給鮑林，告知他初步的研究成果。他形容成果「確實非常令人激勵」（Richards，77）。他覺得維他命C確實很有效果，以至於「我已經省略掉整個賀爾蒙療法不用，而試著設計出一套只使用抗壞血酸的合適治療計畫」（Richards，77-78）。卡麥隆甚至猜想，玻尿酸酶抑制因子的結構或許包含了抗壞血酸的分子。如果確實如此的話，只要提供足夠的抗壞血酸，身體就能夠自行合成玻尿酸酶抑制因子。

卡麥隆對他的理論與初步的研究成果有足夠的信心，使得他向鮑林指出「我們很快就可以治癒癌症了」（Richards，79）。他知道其方法具有爭議性，因為這實際上等於是說，癌症的治療方法其實就在我們街角的藥房與附近的健康食品店，而專家們多年來卻渾然不覺。最後他決定將他的發現投稿英國的醫學期刊《柳葉刀》（*The Lancet*）。他請鮑林幫他宣傳這個理論，並且幫它建立「健全的科學基礎」。鮑林這個時候還在史丹佛工作，正試圖說服他的同事在癌症病人身上試驗維他命C；卡麥隆的成果讓他很興奮，他對此一新療法的成功感到印象深刻。

里文谷的研究

卡麥隆在這個階段只看到十一個病人歷時七週的資料。他每天用靜脈注射施打五公克的維他命C，總共注射五到七天，接著每天口服兩公克。等他看到病人可以容忍這樣的劑量時，就提高到靜脈注射每天十公克，連續注射一週或更久，接著則每天口服八公克的劑量。卡麥隆期待如此高劑量的維他命C會達成什麼效果呢？他屢次強調並不預期會治好癌症，而是要加以控制。換言之，癌細胞會被解除武裝，無法散播，但不會被殺死。因此即便治療成功，惡性腫瘤仍會存在，但希望能夠遏止進一步的增生。本來的腫瘤會變成良性，並受到侷限，而癌症的次發性特徵，像是疼痛、體重減輕與出血，則會受到控制。他的研究結果已經指出，人體可以容忍高劑量的抗壞血酸，不會有不良效果，末期病人某些較為痛苦的症狀則可以得到紓緩。他認為有證據顯示有個病人的腫瘤縮小了。雖然研究的結果沒有確定的結論，但顯示這種新療法值得期待。

鮑林勸卡麥隆在他所服務的里文谷醫院（Vale of Leven Hospital）進行更大規模且更有系統的研究，也建議他使用更大的劑量（高達一天五十公克）。正當卡麥隆在思考著要不要進行更大規模的研究時，他在臨床上遭到挫折——最初治療的群體中，有三個原本狀況還不錯的病人突然死掉。但他覺得儘管有這樣的挫折，仍見到某些令人鼓舞的跡象，跡象顯示新的治療減輕了他們的疾病；而且他覺得應該要繼續進行研究，因為支持維他命C治療的理論論點，帶來對治療展開評估的正當性。研究計畫的主要經費來自於蘇格蘭內政部與健康部所提供的四千英鎊，里文谷醫院則另外提供了一千英鎊，卡麥隆以這筆研究經費在一九七三年開始進行一個更大規模的先期研究。

果然，卡麥隆描述他初步結果的論文遭到《柳葉刀》退稿。接著他敦促鮑林在美國幫他宣揚其研究。鮑林馬上同意。鮑林利用身為美國國家科學院

（National Academy of Science）院士的尊貴地位，試著在《美國國家科學院院刊》（*Proceedings of the National Academy of Science*）出版一篇和卡麥隆合著討論用高劑量維他命C治療癌症的理論論文。鮑林認為自己保證能夠在這份刊物出版論文，但令人驚訝的是《美國國家科學院院刊》將這篇論文退稿，理由是癌症治療是個充滿情緒的領域，該刊不會刊出臆測的治療建議（拒絕這篇論文違反了美國國家科學院自己的出版規則）。鮑林提出抗議，這件事情所帶來的宣傳效果，使得癌症研究的國際期刊《腫瘤學》（*Oncology*）的編輯，同意在未經審查的狀況下出版這篇論文（這位編輯本人也鼓吹用維他命C來治療癌症）。[3]

在此同時，卡麥隆和他的同僚繼續進行其先期研究，最後他們設定一套用藥方式，先是每天以靜脈注射十公克的維他命C，總共注射十天；接下來則是無限期的每天口服十公克的維他命C。卡麥隆相信這是「對大多數末期癌症病人相當有價值的治療」（Richards，92）。他在許多病人身上達成了停止腫瘤增生以及延長生命，或許更重要的是，他覺得這改善了他們的生活品質。

卡麥隆為鮑林描述了他的末期病人的「標準反應」（standard response）。當他們來接受治療時，正因為腫瘤無情的進展而走向死亡；他們通常服用大量的止痛藥，而且體重持續降低。在接受維他命C治療時，他們剛開始沒有改善的跡象，事實上有些病人的情況還變得更糟，對卡麥隆而言，這個證據足以排除安慰劑效應。大約在治療一週之後，病人開始感覺到身體比較好，胃口恢復了，並且體重開始增加。因癌症轉移到骨頭產生的骨骼疼痛減輕了，病人甚至開始不再服用高劑量的止痛藥。後期癌症的其他併發症，像是惡性腫瘤胸腔積液（malignant effusions）、呼吸道疾病以及黃疸都獲得紓解或是不再惡化。卡麥隆也宣稱，惡性腫瘤活性的標準生物化學指數不只沒有持續升高，反而維持穩定，甚至在許多病人身上開始降低。這段「靜止」期的時間長短不一：有些病人很短暫，有些病人則持續了幾週或幾個月，直到病人突然死亡。根據卡麥隆的經驗，病人死去的方式也不尋常。他們沒有出現那種典型的身體衰退纏綿病榻，而是其癌症出現一段「暴風般地再度活化」，通常在幾天之內就死了。

這些發現讓卡麥隆大受鼓舞，他開始草擬一篇詳細描述五十個病人病史的論文。從頭到尾他都很關心這個研究的倫理面。至少有另一位負責治療的醫師認為病人已經無法治癒，他才會對他們使用維他命C。卡麥隆越來越深信維他命C對病人的生活品質帶來好處，就算它沒有其他的好處，光憑這點就是「好的醫療」。他在一九七三年首度訪問美國之後，更強化了這樣的觀點；他也在這趟旅程中首次和鮑林會面。在美國他看到了毫不留情的侵略性外科、放射線照射以及化學治療，這是當時標準的治療方法。他在寫給鮑林的信中說：「我不知道這些治療方式達成怎麼樣的『結果』，但在過程中它們確實帶來許多傷害與痛苦」（Richards，95）。

憑著卡麥隆論文的草稿、以及一名五十五歲病人在接受抗壞血酸治療不過六個月之後，腫瘤縮小與骨頭增生的一組X光片，鮑林試圖說服他在史丹佛的同儕開始對維他命C進行試驗。在無法讓他們信服之後，鮑林轉向國家癌症研究院（National Cancer Institute，NCI）的院長，希望能夠安排一場雙盲控制試驗。他再度「幾乎完全地失敗了」，國家癌症研究院的官員告訴他：「必須要有令人信服的動物試驗證據，才能展開人體試驗」。鮑林和卡麥隆認為動物試驗是不必要的，因為他們已經顯示人體可以吸收高劑量的維他命C而沒有不良後果，而且無論如何動物試驗的結果會是誤導的，因為大多數的動物都能自行合成抗敗血酸。最後卡麥隆和鮑林讓步，接受他們如果想要對於病情不那麼嚴重，狀況較為良好的病人進行大型的治療試驗的話，他們就得先進行動物試驗。

即便卡麥隆和鮑林無法說服癌症專家，他們卻慢慢地讓更廣大的生醫社群對其研究工作感到興趣。由於玻尿酸酶抑制因子的理論主張引起相當大的敵意，因此他們不再強調，轉而強調維他命C是有助於防止癌症擴散的輔助性治療。他們出版了幾篇論文（但是都發表於科學期刊而非醫學期刊），並且在一九七四年三月受到著名的史洛恩．凱特琳癌症研究所（Sloan-Kettering Cancer Institute）邀請，報告他們的發現；該研究所當時正在試驗由杏子核製成的爭議性癌症藥物杏素（laetrile）。當時公眾要求史洛恩．凱特琳提供更多樣的癌症療法的壓力高漲，因此該研究所決定對維他命C進行初步觀察。

卡麥隆有個支持其理論的特別案例：這是一位四十歲的卡車司機，另一家醫院診斷他是罹患了網狀細胞肉瘤（reticulum cell sarcoma）這種淋巴癌。由於行政上的延誤，這位病人並沒有接受放射線治療或化學治療，而使用維他命C靜脈注射作為應急的權宜措施。讓主治醫師大感驚訝的是，兩週之內病人在臨床上就變得狀況良好，而且能夠恢復工作。由於他似乎已經治好了，因此就停止服用維他命C。這個案例之所以如此具有吸引力，是因為這個人後來復發，然後再度只使用維他命C治療，而再度出現良好反應並且治癒（此後他持續每天服用高劑量的維他命C）。當然癌症病人有時候會出現自發的緩解（spontaneous remissions），但是就這個案例而言，緩解的情況精確地對應於維他命C的治療。在此種癌症的相關文獻中，卡麥隆找不到其他任何出現兩次自發性緩解的例子。他認為這案例非常重要，因此發表一篇專門討論這個病人的論文。

史洛恩・凱特琳研究

在一九七五年一月，史洛恩・凱特琳公佈了關於十六名接受維他命C治療之病人的觀察報告。從這些個案的病史看不出這種療法有任何好處。重複（replication）會一直是個問題。卡麥隆和鮑林相信，史洛恩・凱特琳無法重複他們的結果，是因為他們沒有選擇一組合適的病人，而且沒有及早使用抗壞血酸治療。史洛恩・凱特琳那組病人的癌症已經相當後期了，而且先前已經接受過放射線治療與化學治療。熟悉之前「科倫系列」的讀者會知道，就受到爭議的實驗結果而言這樣的例子很典型，我們稱之為「實驗者的迴圈」。維他命C能否治療癌症？我們該如何解決這問題呢？答案是我們必須做個實驗。但是維他命C能否治療病人，則端賴醫師進行治療與評估治療的技能；換言之，這取決於他們對這種新的癌症療法「做實驗」(experimenting)的技能。如果維他命C確實治好了癌症，那麼卡麥隆確實擁有必要的技能，而史洛恩．凱特琳則沒有。如果維他命C不能治療癌症，那麼則是史洛恩．凱特琳的醫師擁有技能。我們要如何發現誰才擁有必要的技能呢？答案是我們必須做實驗來看維他命C是否能治療癌症，如此循環不斷。由於沒有獨立於實驗結果之外來衡量技能的標準，所以任何實驗結果都不具決定性，於是我們陷入了兜圈子。

歷史的控制對照

為了強化里文谷研究結果的可信度，鮑林勸卡麥隆進行雙盲控制研究。這種研究方法雖然在美國已經很普遍，當時在英國卻被認為相當可疑，因為不讓研究中的控制組病人接受治療，被認為是不符合倫理的(相同的議題稍後在美國成為愛滋病病患運動人士的核心關切——參見第七章)。卡麥隆的替代做法是從里文谷醫院的病歷紀錄中，尋找一組病人作為控制對照組——那些罹患相似類型的腫瘤並且有相似的病史，但接受傳統治療而沒有使用抗壞血酸的病人。這種技術稱為「歷史的控制對照」（historical control matching），而非完整的臨床試驗的前瞻性控制對照（prospective control matching）。對這個研究所使用的隨機步驟的適切性，進行了許多技術性的辯論之後（對照控制研究仍偏好使用隨機選擇的病人，但就此一研究而言，因為有些病人是由卡麥隆所指定的，因此這個研究並沒有適當的盲目），在鮑林的協助之下，卡麥隆得以在一九七六年十月份的美國國家科學院院刊出這篇論文。論文指出接受維他命C治療的病人的生存率，是對照控制組的四倍。

這篇論文相當的轟動，《新科學家》（*New Scientist*）注意到卡麥隆爭議性的發現。幾天後英國廣播公司（BBC）加以報導。英國的全國性報紙很快開始報導這個故事，接下來《紐約時報》和《華盛頓郵報》都刊出正面的報導。如此轟動嚇到了卡麥隆，他很快就收到走投無路的癌症病人家屬寄來數量大到難以處理的信件。這個故事還有其個人面。鮑林的太太愛娃（Ava），那時剛被診斷罹患了胃癌，並且進行了手術。她決定拒絕後續的放射性治療與化學治療，據說改採用每天服用十公克的高劑量維他命C。

卡麥隆和鮑林這時覺得他們已經扭轉了局勢。頂尖的癌症期刊《癌症研究》（*Cancer Research*）邀請他們投一篇回顧的文章；其他的癌症研究者也慢慢地開始注意到他們。鮑林和卡麥隆向國家癌症研究院申請一大筆錢來進行更多的隨機控制研究，包括動物研究。鮑林積極進行遊說，同時得到健康、教育與福利部的助卿迪奧多．庫柏醫師（Dr. Theodore Cooper）有利的公開聲明。庫柏說他認為高劑量的維他命C有助於控制一般的感冒和惡性疾病，而他本身也在服用高劑量的維他命C。但不是所有的消息都是正面的。史洛恩．凱特琳在對二十三個病人進行試驗而沒有明顯的反應之後，決定放棄對維他命C的試驗。鮑林再次指出史洛恩．凱特琳的治療方法不同於里文谷治療方法之處。卡麥隆和鮑林也對負面的結果提出新的解釋。他們覺得病人可能出現了他們所謂的「反彈效果」(rebound effect)。這是在停止服用高劑量維他命C之後，腫瘤突然間又再度開始增生（就如同發生在卡車司機的案例一樣）。無論如何，史洛恩．凱特琳當時因為杏素的研究得到不良的風評，決定完全退出爭議性的癌症治療。然而，與史洛恩．凱特琳的辯論只不過是熱身賽罷了，稍後梅約診所（Mayo Clinic）加入論戰，將出現更尖銳的辯論。

國家癌症研究院拒絕了鮑林的經費申請。審查人的論點是，里文谷的研究沒有適當的隨機化（這和該研究早前受到的一些批評相同）。但由於鮑林持續不斷的抗議以及來自於大眾的批評，國家癌症研究院的癌症治療分部主任文森・德維塔醫師（Dr. Vincent DeVita）決定，請梅約診所的查爾斯・莫爾泰（Dr. Charles Moertel）這位頂尖癌症研究者，協助進行一場適當的雙盲控制臨床試驗。莫爾泰是這種試驗的專家，而他也同意擔任這項工作。

位於明尼蘇達州羅徹斯特市（Rochester）附近的梅約診所，是同為外科醫師的梅約兄弟在一八八〇年代所創辦，其經費來自於私人且擁有極高的聲譽，被視為代表了最好的科學醫學。莫爾泰是頂尖的癌症研究者，他率領由國家癌症研究院資助的團隊，對杏素做出了決定性的研究。他對維他命C的判斷很可能也會成為定論。

第一次梅約診所試驗

鮑林在試驗之前先寫信給莫爾泰，強調重點是要使用免疫系統沒有受到先前的放射線治療或化學治療影響的病人。他也強調必須長期使用維他命Ｃ治療，這點是根據稍早那個著名的卡車司機案例，這位病人很早就停止服用維他命Ｃ，這意味著癌症會復發。莫爾泰在回信中同意，他會盡力複製卡麥隆的臨床試驗條件。然而卡麥隆和鮑林很快就開始擔心，美國和蘇格蘭癌症治療方式的差異會影響梅約診所的試驗。在里文谷醫院，需要接受化療的病人會轉診到另一家醫院，因而被排除在研究計畫之外。早期顯露出來的跡象顯示，梅約診所選擇病人的規程並沒有提到化學治療。莫爾泰在回應這些憂慮時指出，要在美國找到之前沒有接受過化學治療的病人幾乎是不可能的。他更明確表示不認為這個問題有多大的重要性，因為如果維他命Ｃ的效果是刺激免疫系統的話，那麼那些免疫系統因為化學治療而受到抑制的病人，事實上會得到更多的助益。然而，鮑林並沒有被說服，他開始否認梅約診所的研究是適當的重複試驗，因為他們的病人之前已經接受過正統的治療了。

梅約診所在一九七八年八月公布研究結果。結果是否定的。六十個每天口服十公克維他命Ｃ的病人，與六十三個服用安慰劑的病人做比較，兩組的結果並沒有統計學上顯著的差異。然而，絕大多數的病人之前都接受過化學治療或放射性治療，乃至於兩者都有。這個結果起先並沒有讓鮑林感到太不安，畢竟他之前已經多少預料到會有這樣的結果了。然而，這個結果後來卻以「駁斥了鮑林與卡麥隆的主張」來呈現，這就帶來了爭論。鮑林認為，莫爾泰沒有強調事實上梅約診所的病人之前已經接受過某種形式的化學治療以及／或放射線治療，而這點和卡麥隆的研究是不同的。鮑林認為這種做法是不當的。此外，莫爾泰以〈高劑量維他命C（抗壞血酸）療法未能對嚴重癌症病人帶來好處〉（Failure of High-Dose Vitamin C [Ascorbic Acid] Therapy to Benefit Patients with Advanced Cancer）為標題，發表在《新英格蘭醫學期刊》（*New England Journal of Medicine*）的論文，錯誤地宣稱里文谷的病人有百分之五十之前接受過化學治療。真正的數字只有約莫百分之四。鮑林和卡麥隆讀了預印本的論文之後，就馬上連絡莫爾泰，要求更正百分之五十這個數字。莫爾泰同意了，但是當他接下來聯絡《新英格蘭醫學期刊》時，論文已經進入出版流程而無法改變。他向鮑林保證他會盡力即早對此發表更正。然而傷害已經造成。

媒體認為梅約診所已經決定性的駁斥了鮑林，甚至要出版更正都很困難。《新英格蘭醫學期刊》的編輯政策是，只有鮑林寫信給該期刊，才能進行這樣的更正。鮑林那時候已經充滿了戰鬥情緒，他斷然拒絕這樣的要求，宣稱既然是莫爾泰犯下這樣的錯誤，那就應該由對方自己來改正。關於這個錯誤該如何修正的爭論，最後取得一個雙方都同意的解決方式，那就是莫爾泰會發表一封信說明他接到鮑林的信指出了這個錯誤。然而讓鮑林大怒的是，這讓莫爾泰有機會進一步宣稱，此一錯誤在科學上是無關緊要的。對鮑林而言，這是個關鍵的錯誤，因為它顯示梅約診所的研究並沒有重複稍早之前卡麥隆的研究。梅約診所的文章以及接下來的負面宣傳，讓卡麥隆感到相當不安；對他而言，這意味著讀到這些報導的病人可能會停止服用維他命C。

莫爾泰和鮑林稍早還能相互有禮貌且彼此尊重，到了這時候則完全破裂。鮑林威脅要對羅徹斯特一個地方報紙提出毀謗官司，因為它出版一篇文章的標題是〈梅約研究：鮑林對於維他命C治療癌症的看法是錯的〉。該報紙為了避免吃上毀謗官司，而同意刊登一篇鮑林的來信，信中說莫爾泰曾經尋求鮑林的意見，卻完全忽略「不該使用之前接受過化學治療的病人」之建議。接下來雙方在報紙和科學期刊上以憤怒的信件交鋒，最後兩個科學家彼此指控對方違反倫理。對鮑林而言，莫爾泰持續錯誤地詮釋里文谷的研究，等於是違反了專業倫理；而對莫爾泰而言，鮑林是在鼓吹一種未經證實的癌症療法。雙方的纏鬥激烈，甚至莫爾泰在《癌症學時報》（*Oncology Times*）中指稱「在蘇格蘭里文谷這家小醫院進行的非隨機研究」，鮑林的回應則指出，里文谷醫院可是個「四百四十床的大醫院」，每年收治大約五百名新的癌症病人，而在美國被認為是頂尖醫院的史丹佛大學醫院則只有四百二十床而已！鮑林警告莫爾泰，他認為莫爾泰對里文谷醫院的描述是為了「達到誣蔑的目的」。

第二次梅約臨床試驗

甚至在梅約的試驗結果還沒公佈之前，鮑林已經在對國家癌症研究院施壓，要求進行能夠精確複製里文谷醫院條件的第二次研究。鮑林是一位有名的科學家，他在國會有強而有力的盟友，甚至還得到卡特總統的支持。國家癌症研究院在這一階段正遭到參議院營養委員會的壓力，要求研究飲食和癌症的關係，是它最容易受到政治批評影響的時刻。一九八〇年三月，國家癌症研究院宣布將支助莫爾泰和梅約診所的另一次維他命C試驗。卡麥隆對這第二場試驗不是很熱衷，因為他這時已經認定莫爾泰不是一個「可靠的獨立研究者」，而是「癌症產業體制」的保護者。卡麥隆也預見了梅約研究一個嚴重的方法論問題——病人的服從。

他認為控制組垂死的病人在沒有監督的情況下，會自行服用抗壞血酸，因此會汙染試驗中兩組的比較。莫爾泰第一次研究時，透過隨機檢查病人尿液中的抗壞血酸濃度，來測試病人的服從程度；但卡麥隆認為血液檢查會是比較精確的指標。卡麥隆自願協助梅約診所訂定第二次研究的步驟，但梅約團隊斷然忽視他。

鮑林的太太愛娃繼續服用高劑量的維他命C，並且保持相當的健康，她最後在一九八一年十二月五號死於癌症，享壽七十七歲。這是她診斷出罹患癌症的五年之後了。根據國家癌症研究院的統計，她的五年存活率是百分之十三。她的死亡帶給鮑林很大的打擊，但他認為是她服用了維他命C才能成功地應付癌症，讓他繼續戰鬥的決心更為堅強。

梅約診所第二次試驗的結果在一九八五年一月出版於《新英格蘭醫學期刊》。結果再度是否定的，基本上就是否決了這種治療癌症的另類方法。梅約團隊選擇研究罹患大腸癌的病人，因為這是卡麥隆的里文谷醫院研究中最常出現的一種腫瘤。由於這種癌症沒有有效的化學治療法，梅約團隊覺得他們一開始不使用化學治療在倫理上是可以站得住腳的。他們隨機抽檢病人的尿液來確定病人有否服從試驗的步驟。他們得到的結果是「維他命C的表現並不比給予假的藥物的治療來得好。沒有任何病人出現可測量到的腫瘤縮小，服用維他命C的病人其惡性疾病進展的速度就跟服用安慰劑的病人一樣快，服用糖衣錠的病人和服用高劑量維他命C的病人存活的一樣久。令人驚訝的是，服用安慰劑的病人的長期存活者，比服用維他命C者來得多，雖然這可能只是巧合」（Richards，144）。

在出現爭議性而重要的發現時，邀人寫客座社論是標準的作法。於是，這時國家癌症研究院的癌症評估計畫的副主持人羅伯．維特斯醫師（Dr. Robert Wittes），被邀請擔任客座主編，他所寫的社論和研究成果一起出版。維特斯讚揚這場試驗是具有決定性的，並且宣稱：「這個研究的設計和執行很難找到任何失誤。抗壞血酸是按照卡麥隆與鮑林所提倡的每日相同劑量和相同的方式來給予的」（Richards，142）。維特斯還雪上加霜的補充，稍早里文谷醫院看似正面的結果，可能是來自於病人篩選的偏差。

雖然鮑林要求莫爾泰按照尋常禮節，讓他在論文出版前先閱讀論文，但他卻得等到莫爾泰先在所有主要的電視台譴責維他命C是一種沒有價值的癌症療法、而鮑林和卡麥隆的研究「有偏差」之後，才得以閱讀這篇論文。莫爾泰的媒體出擊使得鮑林屈居守勢，想盡辦法要加以回應。鮑林或許感覺到事情的利害關係變得更為重大，因此他發出公開聲明，指控梅約診所做出「虛假而誤導的宣稱」，接著並指控《新英格蘭醫學期刊》以及國家癌症研究院包庇「造假的」研究。據說鮑林考慮對這三個機構提出法律訴訟。

卡麥隆和鮑林對第二次研究的批評重點，是重申他們稍早對史洛恩・凱特琳的先期研究以及第一次梅約試驗的批評。他們宣稱控制組並沒有受到適當的控制（這是卡麥隆主要的批評）。在一百名受試驗的病人當中，只有十一名的尿液受到隨機檢查。在這十一名當中只有六個人是在服用安慰劑，而根據梅約診所的報告，其中有一人在二十四小時內排出了超過五百五十毫克的維他命C，而其他的五人則排出五百五十毫克或更少的「可忽略的」維他命C量。卡麥隆很快就緊抓著五百五十毫克這個數字；因為癌症病人正常的情況下只會排出零到十毫克（健康的正常人則排出三十毫克）。因此在六個控制組當中，至少有兩個的維他命C排出量是正常排出量的一百倍以上。對卡麥隆與鮑林來說，這意味著控制組可能每天服用同樣多甚至更多的維他命C，這情況使得這場研究失效。

鮑林對這個研究當下的批評是，病人並沒有被「無限期地」給予維他命C治療。相反的情況是，一旦注意腫瘤有進一步發展，維他命C治療就停止了，接著就給予病人高度毒性的化學治療。維他命C平均只給了兩個半月，而在里文谷的研究，維他命C則是從實驗開始一直給到病人死亡（少數還存活的病人則以維他命C治療迄今）。因此梅約診所提出的生存時間的資料是可疑的。他們所測量到的，只是維他命C在初期對於腫瘤增生的影響，因此只測量到這段期間的治療對於病人生存期的貢獻。

鮑林和卡麥隆對梅約診所的第三個，也是最後一個批評，或許也是他們最弱的批評，他們說因為第二次研究是建立在所謂的「反彈效應」上面——梅約診所的研究者根本不認為有反彈效應的存在。卡麥隆在一九七三年首次指出這種效應，這效應是說如果高劑量的維他命C突然中斷的話，病人血液循環中的抗壞血酸會降到比正常濃度還低得多，因此可能會導致腫瘤增生加速。這和他們稍早批評史洛恩．凱特琳的論點是一樣的。卡麥隆和鮑林相信，突然間中斷維他命C的治療，接著又使用高度毒性的化學治療，很可能在第二次梅約診所的研究中縮短了病人的生命。

當鮑林仔細檢視第二次梅約研究的細節時，他發現更多的差異。例如卡麥隆的研究是在醫院中進行的，因此他能夠仔細觀察維他命C治療最初的正面反應。梅約診所的病人則來來去去，而且在接受維他命治療的第一個月並沒有接受檢查，因此卡麥隆所認真記錄的初期改善，梅約診所的研究者毫無注意到。

鮑林和卡麥隆的批評之精髓是，梅約診所的研究者沒有掌握到這種做法的主要目地是要控制癌症，除了少數幾個非常幸運的病人之外，他們從來沒有宣稱能夠阻止腫瘤的進展。他們所宣稱的是能夠減緩腫瘤的進展，改善生活品質，以及稍微但有意義的延長病人存活的時間。梅約診所的癌症學者則似乎是把維他命C當成一種短期使用的細胞毒性藥物來加以測試，而治療效果主要是以腫瘤的縮小來加以衡量。

第二次梅約診所的試驗，以及他認為莫爾泰在論文出版前不肯讓他閱讀不是光明正大的手法，這些讓鮑林特別受到刺激。然而，對大多數有聲望的癌症研究者、報章雜誌以及廣泛的大眾而言，比賽已經結束了。鮑林徒勞無功的施壓國家癌症研究院、國家癌症諮議會（National Cancer Advisory Board）以及《新英格蘭醫學期刊》的主編，要求他們收回成見，但卻毫無進展。他的霸凌策略以及訴訟威脅似乎帶來了反效果。他也可以預見他那原本就岌岌可危的研究經費來源，正受到負面宣傳的威脅。鮑林仍舊相信他個人說服科學家同儕的能力。他甚至調皮地提出要拜訪梅約診所，在那裡給一場關於維他命C與癌症的演講。梅約診所的行政主管禮貌地婉拒了鮑林的提議，理由是無法幫他找到合適的聽眾。

遭到鮑林公開指控欺騙的莫爾泰，則安靜地退到一旁，只偶爾公開聲明其研究執行是恰當的，以及讓病人接受一個使其狀況惡化的治療在倫理上是令人難以接受的。寫那篇支持梅約研究社論的維特斯，和鮑林保持通信。維特斯認為在腫瘤擴大已經可以證之後，維他命C不可能有任何效果。為了支持其論點，他回過頭來檢視卡麥隆的病人紀錄，指出即便在里文谷的試驗，腫瘤擴大後也沒有任何的復原。維特斯也沒辦法接受鮑林關於反彈效應的主張。這兩人的辯論無法達成結論，維特斯並沒有改變他的想法。

鮑林和卡麥隆徒勞無功地試圖在主流的癌症期刊出版論文，結果還是無法讓其批評者改變立場，對大多數人而言，這個議題很明顯地已經有了定論。最著名的癌症研究機構執行了兩場試驗，結果都是否定的，還得到所有頂尖癌症研究者的支持。梅約診所給人的印象是，他們竭盡所能地回應鮑林與卡麥隆對他們第一次試驗的批評（梅約診所的科學家認為這些批評是「偏僻的」）。這個爭論已經結束了，失敗的是鮑林和卡麥隆。正如許多這類的爭論一般，發動爭論的人拒絕優雅退場。鮑林在一九九四年過世，實質上終結了鼓吹用維他命C來治療癌症的努力。

結論

我們該如何看待這場插曲呢？這是少數非標準的癌症治療方法受到正統醫學最佳工具檢驗的例子。值得謹記的一點是，正如我們在愛滋病的那一章（第七章）所記錄，由於卡麥隆對於梅約研究的那種批評，使得癌症臨床試驗的方法論出現了演變。在愛滋病的例子裡，要實施雙盲的臨床試驗變得很困難，因為生病而近乎絕望的病人不想被分配到試驗中的安慰劑組，因此他們和朋友以及其他罹患愛滋病的人分享藥物。在愛滋病的例子裡，正是卡麥隆那種「歷史對照的控制試驗」獲得接受（雖然它們仍舊會受到批評，而隨機控制試驗仍舊是最高標準）。這並不意味不能對卡麥隆的隨機技術有所批評。

美國和英國使用不同的癌症治療方法，這個差異對於這場辯論，尤其是能否重複試驗結果的議題，都有重要的影響。在美國所應用的細胞毒性化學療法，在蘇格蘭並不是標準的做法；而卡麥隆選擇使用歷史控制的試驗，而非隨機控制的試驗，也受到英國主流規範的影響，因為隨機控制試驗當時在英國並不是那麼地普遍。

那麼梅約診所的研究是決定性的嗎？正如我們所見，這是個實驗者迴圈的例子，然而，整個爭論實際上卻是在有利於正統的情況下結束。實驗本身並沒有解決問題，然而在正統癌症理論與實作的架構下，鮑林和卡麥隆的主張是不可信的，因而實驗的證據成了駁斥他們的可靠來源。卡麥隆的實驗證據則被說成是方法論上有瑕疵的。卡麥隆和鮑林所遭遇的出版困難，意味著他們在任何階段都沒辦法將其臨床結果發表於正統的醫學期刊。另一方面，來自梅約診所的對手則兩度在聲望崇高而極具影響力的《新英格蘭醫學期刊》發表。

關於維他命C對於癌症之影響的兩種說法，該如何評估呢？一流癌症研究者的主流專業觀點，是要根據標準的方法論來評估維他命C。在他們的架構以及醫療專業知識的觀點下，維他命C是無效的。然而，卡麥隆和鮑林主張維他命C是一種控制癌症，而非治癒癌症的方法，似乎沒有因此而受到駁斥。不管怎麼樣，梅約診所的研究實際上已經剷除掉對鮑林與卡麥隆的研究工作的興趣，也沒有大量的證據支持使用維他命C來控制癌症；鮑林與卡麥隆的主張持續在另類醫療的暮光世界裡獲得採信。鮑林和卡麥隆無法讓醫學體制改變其評估癌症藥物的方式，而他們關於維他命C的說法仍未得到證明。

鮑林與其批評者的混戰似乎是這類案例的典型。它從來沒有以一種邏輯般的方式決定性地顯示維他命C治療無法減輕癌症的症狀，也無法改善甚至延長病人的生命。如果我們認定實驗的結果是有意義的，那麼它所顯示的是那些已經接受過化學治療或放射線治療的病人，無法從維他命C治療獲益，那些接受相對短期的維他命C治療者也無法獲益。但維他命C是否有效，這點從來沒有得到決定性的證明，它只對一部分的案例有效。

在這類專家意見分歧的案例中，我們很容易太快達到一個典型的結論，那就是「還需要做更多的研究」。就這個例子而言，這或許是正確的結論，也或許不是。麻煩的是，正如我們關於科學的討論（例如在本系列的前兩本書《科倫》以及《不羈科倫》）所顯示，如果我們能夠仔細地檢視任何的科學研究，並且拿像邏輯般精準的標準程序來做比較的話，都會揭露出和這個例子相同的不足之處。因此自由派的做法會是，對任何的事情都要做更多的研究；然而在一個資源稀少的世界，這種建議並不可行。任何做更多研究的決定，都會對其他的研究計畫帶來機會成本。[4]

我們對於這場維他命C辯論的描述，大多取材於艾芙琳．理查茲（Eveleen Richards）的研究，她的建議是改變我們對另類醫療的評估方式，採用類似荷蘭的做法。荷蘭人所設立的系統，讓消費者的偏好在醫療資源的分配上具有更大的份量。由於另類醫療有龐大的消費者需求，這意味著要分配更多的金錢給這類的治療方法。因而這也意味著，即便沒有科學證據顯示它們有效，或是另類療法不願意接受標準的科學試驗，這類的療法也還是會得到國家的支持。理查茲也相信，消費者有權表達他們對於未受證明的治療方式的偏好，並且依此來影響國家資源的分配。

我們認為，這樣的結論混淆了醫學做為救助的合理性和醫學做為科學的合理性。[5] 做為一種科學和一種集體責任，醫學絕對不可以受到民眾意見驅使，雖然在面對生死交關的問題時，個人有權利為自己尋求任何未受證明的另類做法。主張「讓人民來決定吧」，冒的風險是放棄我們對科學醫學的長期集體責任；雖然對生病和垂死的個人而言，嘗試這樣的療法仍可能是明智的。

CHAPTER 5 雅痞感冒、纖維肌痛以及其他受到爭議的疾病

三十歲之前就有六位數的收入。這可真讓人疲累呀！

——引自克里夫蘭兵工廠向疾管局建議的雅痞感冒臨床判準

時值一九三四年，小兒麻痺仍在美國肆虐。加州在疫情消退三年之後，出現了嚴重的流行，光是洛杉磯地區就通報了一千七百個案例。政府禁止學校集會和節慶、勸導啤酒屋採行衛生措施，並警告家庭主婦：「灰塵會帶菌」，應該「用吸塵器打掃，別用舊式的掃把」。到處瀰漫著恐懼的氣氛。

大多數的疑似小兒麻痺病例收治於洛杉磯郡醫院（Los Angeles County Hospital，LAC），該院的醫師們保持警戒，詢問所有來求診的病人，並持續監控感染

病房的員工是否出現任何的疾病症狀。到了五月，洛杉磯郡醫院的醫療工作者開始生病。到了十二月，共通報了一百九十八名員工（佔員工數量百分之四點四）罹患了小兒麻痺。為了要遏止疫情，整個醫院的員工都注射了痊癒病人的血清。

但這場小兒麻痺疫情的特徵大不同於以往。成人病人的數量之高前所未見。小兒麻痺疫情在醫院中爆發也很不尋常，這種機構之前只發生過一次如此大規模的傳染。

洛杉磯郡醫院究竟發生什麼事，以及這疾病是否真的是小兒麻痺，開始受到仔細的調查。罹病的醫療工作者開始尋求補償，使得這場調查的壓力更大。美國公共衛生署（Public Health Service）的調查結果令人困惑。隨機選取的二十五個病例當中，沒有出現確定的麻痺，也未發現脊髓液異常。甚至連出現麻痺的個案數和沒有出現麻痺的個案數的比例，這個傳統的小兒麻痺統計也無法計算出來。病歷顯示只有在經過嚴格的神經學篩檢之後，才找到少數運動功能損害的案例。然而患者覺得自己病了，並且尋求一般的矯正治療。著名的小兒麻痺研究者暨歷史學者約翰・保羅（John Paul）觀察到，在疾病流行期間洛杉磯郡醫院的小兒麻痺病房「看起來像是住滿了災區受到嚴重創傷的病人，但實際上沒有幾個病人真的出現麻痺。」（引自Aronowitz，19）

這些看似生病的人到底罹患了什麼？有人認為這些人經歷了一場集體歇斯底里。一名研究者在當時寫道：「我一天或許會診視一百到兩百個小兒麻痺病人，卻想不起來他們當中有哪個人是真的生病……這是一群人由於害怕這個疾病而出現的歇斯底里；這場集體歇斯底里的出現，是由於醫療專業既不敢說這個疾病不是小兒麻痺，也不敢斷然拒絕提供沒有用的保護性血清療法。」（引自Aronowitz，23）雖然洛杉磯郡醫院大多數的病人都完全康復，卻有包含護士在內的一批人罹患了長期而反覆出現的症狀。他們的抱怨和爭取永久殘障給付的努力，使得這場疫病在大眾的腦海中留下了多年的印象。

研究者在一九五〇年代重新回顧洛杉磯郡醫院這個案例，得到的結論是：它和那些曾經出現在其他地方、其他國家，而與小兒麻痺毫無關係的疫情，有共同的特徵。他們認定這種疾病是一種新的症候群，而且沒有任何的特定症狀是由特定的感染原所引起的。此一症候群被重新命名為「良性肌痛腦膜炎」（benign myalgic encephalitis）——稱為良性是因為沒有人因此死掉；肌痛是因為病人感到全身肌肉疼痛；而稱之為腦膜炎是因為他們認為病人主觀感受的症狀，是次發於腦部的感染與發炎。這個新的症候群，是那些終其歷史都具有爭議性的症候群中的第一個。

在一九八〇年代貶稱為「雅痞感冒」（yuppie flu）的慢性疲勞症候群，是這類疾病當中最有名的。之所以稱其為雅痞感冒，是因為最初的患者大多是加州富裕的年輕人，而且一直有人懷疑它是否是真實的疾病。其他的例子還包括「致病建築病」（sick building disease）、「波灣戰爭症候群」、「重複性勞損」以及「腸躁症」（irritable bowel syndrome）。最新加入此一名單的疾病是「纖維肌痛」（fibromyalgia），這是持續性的全身肌肉疼痛。據說有超過六百萬名美國人罹患此種疾病（其中百分之九十是女性），這數字是每年新增癌症病人數目的四倍。

這類疾病通常首度出現在一群有著共同症狀的人。這些症狀很難用已知的身體疾病原因來加以解釋。由於其神秘性質，這類疾病通常會吸引媒體的興趣。病人倡議團體會環繞著這種疾病而形成，進行遊說要求對這類疾病進行更多醫學研究，也要求承認這些症狀是一種真實的疾病。良性肌痛腦炎這個新診斷的出現，確實是洛杉磯郡醫院罹病的護士爭取殘障權益的抗爭所促成的。這樣的疾病即使獲得醫療專業的認可，對其存在的真實性仍一直有所懷疑。這些症狀常歸咎於心身因素（psychosomatic causes）——「問題都出在腦袋裡」。含糊的症狀名單、缺乏決定性的檢驗方式以及找不到身體因素，使得這類疾病很難辨識。它們不同於SARS、喉嚨鏈球菌感染或腿斷掉，有否罹患後者這類疾病是很清楚的，沒有什麼模糊地帶；後者這些疾病都有廣為接受的診斷方法，所依據的觀念是這些疾病的病因是特定的病毒、細菌或病變。診斷或許會出錯，但這些疾病的存在本身則沒有疑義。

正如前面所說，在試圖讓這些界定較不清楚的疾病獲得承認的過程中，病人扮演重要角色。病人不只成為倡議者，有時候還宣稱他們比醫療專業人員擁有更多的醫療專業知識。病患團體提出很強的主張。就「重複性勞損」這個例子來說，有個病人倡議團體宣稱：「醫師、主治醫師或物理治療師都不是專家，我們才是。我們是天天承受『重複性勞損』的人。他們如果想要了解重複性勞損，就應該來請教我們。」（引自Arksey，2）然而，一般人可以取得多大的專業知識來界定與理解疾病？這個問題是本章討論的重點。

慢性疲勞症候群

日後稱為「慢性疲勞症候群」的症狀，在一九八〇年代早期出現最早的報告。醫師描述病人罹患了像是持續性病毒感染的疾病，呈現出疲倦以及大多是主觀的症狀。起初認為病因是艾司坦－巴爾病毒（〔Epstein-Barr virus，EBV〕簡稱EB病毒），這是一種疱疹病毒，在初次的急性感染之後會持續潛伏在體內，而有可能導致反覆出現的症狀。過去四十年來，一直有EB病毒反覆感染的個案報導。然而，由於大眾廣泛暴露於EB病毒，要證明EB病毒是慢性疲勞症候群的原因，是件相當複雜的事。許多健康完美的人身上也有EB病毒的抗體。

加州太浩湖（Lake Tahoe）在一九八五年出現為數超過一百的個案群聚，這終於引起了疾病管制局（Centers of Disease Control，CDC）的注意。當地醫生在病人身上發現大量的EB病毒。這次的疫情使得《科學》這本雜誌使用「太浩湖的神祕疾病」作為頭條標題。這個議題一開始就具有爭議性，有些太浩湖的醫師相當懷疑是否真的有傳染病。有位醫師評論：「他們以為看到了什麼，接著他們開始到處看到它。」（引自Aronowitz，25）疾管局的調查員依循標準的流行病學做法，提出個案的定義，並且密集觀察十五個太浩湖的病人。雖然他們的確發現某些血清學上的不正常，但這和控制組有相當的重疊，也和某些其他種類感染的血清學證據有相當的重疊。他們的結論是：報告的症狀太過含糊，無法提出合適的個案定義；EB病毒的血清學檢驗結果則不夠一致，因此無法成為此一疾病可靠的指標。他們指出，在還沒有足夠敏感與專一的實驗室檢驗方法之前，沒有人能夠確定太浩湖是否真的出現疾病的流行。

自認受到慢性EB病毒感染的病人，則不像疾管局這麼謹慎。他們開始遊說官方接受此一症狀，並且在一九八五年四月出席由國家過敏與傳染疾病研究所（National Institute for Allergy and Infectious, NIAID）主辦的一場關於慢性EB病毒感染的共識會議。儘管疾病管制局以及其他的醫療專家抱持懷疑態度，此一疾病在這場共識會議正式登場，訴求對象既是醫學界也是一般民眾。通俗刊物把焦點放在新的疾病；私立的實驗室促銷EB病毒的血液檢驗；病人則開始成群出現。醫學體制有段時間把這個疾病當成是真的。有本一流的過敏與免疫學期刊在社論中宣稱：「艾司坦－巴爾病毒的慢性症候群確實存在。」（引自

Aronowitz，25）這個新疾病的可信度與正當性，在相當程度上有賴於ＥＢ病毒是個已知的疾病，有著相當清楚的病理機轉和診斷檢驗——ＥＢ病毒的血清學檢驗。

然而到了一九八八年，ＥＢ病毒血清學檢驗的可靠性開始受到懷疑，因此舉辦了另一場共識會議。結果是把這個疾病重新命名為「慢性疲勞症候群」，並且提出診斷此一新症候群的方法。一個典型的病人至少需罹患引起身心障礙的慢性疲勞達六個月，並且找不到任何其他的解釋。現在不再認為ＥＢ病毒的血清學檢驗具有決定性。相對地，新的診斷方式像是「中餐菜單點菜」；要確診，病人的症狀必須符合兩個主要判準，加上十四個次要判準當中的八個。症狀包括頭痛、肌痛、胸痛以及關節痛。很快就有人批評新的定義任意專斷，但既然醫師和病人只需應用症狀清單來進行檢驗，這個疾病自此就開始獨立存在。

慢性疲勞症候群是否是一種真正的疾病，至今還有疑義。有些研究試圖指出，這種失調來自於心理因素。然而，這些研究的方法論也受到了批評，而且在確定因果關係上遭遇困難。病人罹患無法確診的醫學毛病多年，似乎很可能會導致心理出問題。有個研究透過使用無環鳥糞苷（acyclovir）這種已知對皰疹病毒有效的抗病毒藥物，進行隨機、雙盲、有安慰劑控制組的實驗，試圖以此來質疑這個疾病。這個研究發現，藥物治療的效果並不比安慰劑好。儘管該研究者以此為證據，反對EB病毒假說乃至否定此一疾病的存在，但這個研究仍遭到批評，認為它的樣本數太少，且由於受試者並不是慢性疲勞症候群最典型的病人，因而在方法論上有弱點（批評者包括病人倡議團體在內）。

簡言之，雖然對慢性疲勞症候群進行了許多研究、舉辦了許多國際會議，但它是否真的是一種具有生物學原因和病理機轉的身體疾病，目前還沒有共識。醫師們似乎逐漸認識到，這個疾病的問題部分在於它有著心理社會病理的元素（psychosociopathological element）——意即，由於病人認為自己有病，就表現得像有病一樣，接著就確實感受到症狀。這是身體與心靈複雜互動的例子之一，此一主題我們在處理安慰劑效應的第一章就已經討論過了。的確，如果認為慢性疲勞症候群來自於心理社會病理的因素，那就可以將之視為是一種「反向的安慰劑效應」（reverse placebo effect）。這種狀況不是由於心靈認為某種並不存在的療法有效而治癒了身體，而是心靈因為認為某個不存在的疾病是真實的，因而傷害了身體。[1]

纖維肌痛

關於「慢性疲勞症候群」的各種論點，相當類似關於「纖維肌痛」（fibro-myalgia）是否存在的爭論。這個新疾病在一九九〇年進入醫學詞彙。它的名字來自於希臘文algia，意思是「疼痛」；myo，意思是「肌肉」；以及拉丁文fibro，指的是「肌腱與韌帶的結締組織」。纖維肌痛指的是持續的全身性肌肉疼痛，這經常伴隨著其他症狀，像是疲倦與失眠、腹瀉與腹脹、膀胱躁動和頭痛。有許多的案例是在外科手術、病毒感染、身體受傷或是情感創傷等創傷性事件之後發生的，但其他案例則找不到原因。堪薩斯的威其塔研究中心基金會（Wichita Research Center Foundation）主任腓德烈克・烏爾夫（Frederick Wolfe）醫師，是第一位協助界定此一新疾病的人。從一九七〇年代開始，他就觀察到有越來越多的病人罹患瀰漫性的肌肉疼痛，卻沒有任何發炎或肌肉病變的證據。在一九八七年，烏爾夫召集了二十名觀察到相似症狀的加拿大和美國的風濕病專家，他們發展出一種簡單的臨床檢驗方法，並得到美國風濕病學院（American College of Rheunatology）的背書。「纖維肌痛」這個新疾病誕生了。此一檢驗方法是醫師用力按壓十八個指定之肌肉與韌帶連接到骨頭的點。如果病人在十一個或十一個以上的點感到疼動的話，就可以診斷他罹患纖維肌痛。

《紐約客》的記者在下面的敘述中，描述了病人是怎麼看待纖維肌痛的。這位病人（文章中把她稱為麗茲，Liz）是記者的朋友。她是一位五十一歲剛離婚的女性，在新英格蘭一間頂尖的學院教書。麗茲在一九九四年開始出現問題，那年她接受了鼻竇炎手術。她在手術後沒有復原而感到疲倦、失眠和肌肉痛：「我的內科醫師跟我講這都來自於緊張，他說我已經步入中年了，這是撫養分別為五歲和八歲的兩個小孩的壓力所帶來的反應。」（引自Groopman，82）沒有人能夠解釋麗茲的狀況：「麗茲在過去曾間歇地陷入憂鬱症，但這次的感覺很不一樣。她求診的一位專家認為，她的松果體可能在鼻竇炎手術時被傷到，但徹底的內分泌學檢驗卻顯示事情並非如此。」（引自Groopman，81）

幾次試著診斷這個疾病的嘗試都失敗之後（有一陣子她的狀況被解釋為罕見的食物過敏），她就被診斷為纖維肌痛和慢性疲勞症候群。然後，可以想像到的，麗茲不斷從一個醫生推給下一個醫生。在醫療照護受到嚴格管理的時代，醫師們沒有時間或動機來聆聽一連串似乎沒完沒了又無法解釋的症狀。纖維肌痛的病人經常引發醫療人球遊戲，每個醫師都急著儘快把病人趕出去給另一個同事。有位醫師稱這種病人為「醫療專業的災害」。（引自Groopman，81）

纖維肌痛仍沒有治療方法。麗茲在走投無路之下改尋求另類醫療：一位越南的和尚幫她針灸但沒有效果；一位整脊師診斷她的病因是來自於青少年時代的車禍導致頸部受傷；一位整骨師的處方則是她的餘生都得吃止痛藥。麗茲現在變得更加絕望而不顧一切，又回過頭找一位內科醫師。

「我對他講的第一件事是：『你得相信我是真的生病了，而非只是在這裡抱怨而已。』」醫師開了利得靈（Ritalin）來治療她的疲倦，開了安必恩（Ambien）來治療她的失眠……最近她服用百憂解（Prozac）但沒有什麼效果。她仔細搜尋網路，還查閱纖維肌痛與慢性疲勞症候群的相關新聞報導，尋找可能的解決辦法。她這麼說：「我已經試了所有的辦法了。」……去年她終於放棄並停止教書，原因是疼痛、疲倦以及通常被稱為「纖維迷霧」（fibrofog）的間歇性發作，所謂纖維迷霧指的是她無法清晰地思考。（引自Groopman，86）

當麗茲談論這個疾病的名稱時，纖維肌痛似乎正和慢性疲勞症候群融合成一個疾病：「『慢性疲勞成為一個羞辱人的名詞——引人嘲笑的雅痞病。』麗茲這麼說：『纖維肌痛則較為受到社會所接納。』」（引自Groopman，86）

就像慢性疲勞症候群一樣，醫學界有股力量強烈駁斥此一疾病的存在。他們提出一個如今已是老生常談的論點，認為將症狀歸類成一個新疾病，其所帶來的傷害要比好處更多。最先辨認出此一疾病的腓德烈克．烏爾夫，現在也持這樣觀點。「我們有段時間以為發現了一個新的疾病……但這是國王的新衣。在八〇年代初，我們看到病人帶著疼痛從一個醫師換到另外一個醫師。我們相信透過告知他們罹患了纖維肌痛，可以減輕壓力以及減少對醫療資源的使用。這個想法是，我們可以把他們的痛苦解釋為纖維肌痛而能夠幫助他們，這是個偉大的人道想法——然而結果卻不是如此。我現在的觀點是，我們在創造病痛而非治療病痛。」（引自Groopman，89）烏爾夫的經驗是，他在纖維肌痛病人身上發現的痛點數目和病人不快樂的程度成正比！

正因為現在有個疾病範疇可以把它們塞到裡面，而強化了原本尋常的症狀。批評者指出，有三分之一健康的人在任何時刻都會有肌肉的痠痛，而有五分之一會自稱相當疲勞。尤有甚者，整體健康人口有近百分之九十，每二到四週會說自己至少出現下列的身體症狀之一，像是頭痛、關節痛、肌肉僵硬或腹瀉。因此一個典型的成年人每四到六天就會有一種症狀。對傾向於認為自己罹患纖維肌痛的人而言，這些尋常的身體症狀成為日益受到關注的焦點。哈佛大學精神科教授亞瑟・巴斯基醫師（Dr. Arthur Barsky）說：「他們陷入這樣的信念，認為其症狀是由疾病所引起的；而且預期未來會衰弱而無可救藥，這使得他們對自己的身體更加警覺，也使他們的症狀強度增加。」（引自Groopman，86）巴斯基也指出，有些強大的團體可以從疾病獲利：「包括醫師以及其他經營診所的醫療人員、從事殘障訴訟的律師，以及行銷不實療法的製藥公司。」（引自Groopman，87）對那些主張當事人殘障的律師而言，纖維肌痛成為一個非常方便的診斷，因為這個疾病在很大的程度上依賴病人自己的說法。一項針對六家醫學中心、一千六百零四名病人的研究指出，有四分之一以上的纖維肌痛病人領取殘障給付。

毫無疑問地，纖維肌痛是當今醫學最受爭議的疾病範疇之一。許多和《紐約客》記者談過話的醫生，拒絕具名表達他們的觀點。有些醫師擔心只要表露出任何對罹患者的同理心，都會導致巨量的病人轉介到自己身上；其他的人則擔心，如果對這個症候群表達懷疑的話，會讓他們遭受公眾攻擊。一位對這個疾病採批評態度的知名評論者宣稱，他收到超過兩百封的仇恨郵件，還在網路和新聞通訊中遭到纖維肌痛倡議者的攻擊。

病人倡議

我們現在來檢驗在界定這些新的疾病實體時，病人倡議所發揮的作用。病人倡議似乎是隨著愛滋病社會運動在一九八〇年代的成功而誕生（第七章）。就慢性疲勞症候群而言，許多病患倡議團體很明顯地是在模仿愛滋病社運團體。英國的慢性疲勞症候群的社運團體包括「肌痛腦炎行動」（ME Action）、「肌痛協會」（ME Association）以及「國家肌痛中心」（National ME Center）。在美國，「慢性疲勞免疫失調協會」（Chronic Fatigue Immune Dysfunction Association）扮演了重要的角色（該協會也出版自己的報刊：《慢性疲勞免疫症候群紀事》（*CFIDS Chronicle*）。這些團體的名稱部分反映了疾病的爭奪戰。英國團體在他們的名稱中使用了「肌痛腦炎」，反映出他們最主要的關切是要讓其疾病獲得承認是一種真實的醫學問題（就像腦炎一樣是由腦部發炎所引起的），而非只是一組症狀的集合。美國的主要團體使用「免疫」一詞，指向了連結愛滋病以及該疾病所得到的所有關注。將此疾病命名為一種免疫問題，指向免疫系統潛藏的失調導致特定個人罹病。許多病患社運團體將愛滋病與慢性疲勞症候群（以及其他的失調）形容為：過去未曾揭露之免疫問題的冰山一角。

病人倡議團體進行遊說，要求改變該疾病的健康政策。通常他們的代表會前往國會山莊，在委員會前作證。英國聲譽崇榮的皇家醫師、精神科醫師與一般科醫師學院（Royal College of Physicians, Psychiatrists and General Practitioners），在一九九六年發表了一份關於慢性疲勞症候群的報告；慢性疲勞症候群的病人團體則積極回應。這份報告的結論是，慢性疲勞症候群既不是純粹的身體疾病，也非純粹的心理疾病，而是來自於「心靈、身體與病人的社會世界之間的複雜互動」。[2] 英國的病患組織很快就發表批判性的回應，指控這份報告支持「精神醫學因果模型與治療模式」的偏見。接著他們發起運動試圖駁斥這份報告的發現，其號召口號是「為真理而戰」（Fighting for Truth，簡稱為F for T）。他們向國會遞交請願書要求撤回這份報告。他們提出論文，反對以心理學架構來理解及治療慢性疲勞症候群。在他們看來，與慢性疲勞症候群有關的精神毛病如憂鬱症等，是由真實的病毒感染所引起，而研究者該尋求的是辨認出這種病毒。

病人倡議團體很有效地使用個別病人的證詞。的確，面對一個明顯處於痛苦狀態的人宣稱其疾病受到醫療專業忽視時，很難去質疑這個疾病的真實性。讓這個疾病有個名稱，並且承認它是一種真正的疾病，常常能夠培力（empowering）——因為這是「對似乎無可救藥之狀況的因應辦法。」根據羅伯・阿諾維茲（Robert Aronowitz）這位從醫師轉行的社會學者對這些病患團體的研究：「一個事業成功的年輕女性突然罹患神秘而令人衰弱的病痛。她的醫師們由於無法做出精確的診斷而開始失去耐心，並暗示這是心理問題。朋友和家人因為對病人的狀況感到挫折，而開始失去興趣與同情。當所有的希望似乎都消失的時候，病人因為自己發現了診斷，或是遇到一位知識豐富而有同情心的醫師而被診斷為罹患肌痛腦炎或慢性疲勞症候群。疾病有了名稱，而隨著時間的過去病人開始康復，並在這個過程中帶來道德教訓。」（引自Aronowitz，33）

倡議的修辭加上病人（經常被忽略的）主觀疾病經驗，能挑起病人和生物醫學體制之間的激烈鬥爭。一位慢性疲勞症候群的常民倡議者警告「那試圖埋葬此一病痛之疾病實體地位的僵化心態，以及那些想要詆毀支持我們的醫師並貶低慢性疲勞症候群患者的人。」（引自Aronowitz，34）醫療體制常被指控為無能，甚至冠上陰謀的罪名。有些倡議病患指控疾病管制局隱瞞了免疫系統失調與病毒問題的全國性流行。那兩位最先讓疾病管制局注意到太浩湖疫情爆發的醫師，其中一位被形容是「遭到驅逐出鎮」，因為這場疫病有可能會傷害當地的觀光產業。

然而經濟利益有其正反兩面。殘障補助是慢性疲勞症候群病人的重要關切，慢性疲勞免疫失調症候群協會鼓勵病人申請補償。這個疾病對商業實驗室也有很大的商業經濟利益；他們鼓吹血清試驗，創造出更多的診斷和更多的檢驗，也讓他們賺了更多錢。

有些病患團體出版相關科學報告與通俗報導的簡介，並試著從這些報導中找到有利其目標的部分。就和愛滋病運動人士常見的情況一樣，這些團體似乎有能力了解並批判科學研究。這種批判有時是方法學上的，有時涉及到論證的品質，或是作者的意識形態動機。有的團體列舉了對於慢性疲勞症候群抱持同情態度的醫師清單，而有時也會「點名」那些他們認為對慢性疲勞症候群太過批判的研究者。當史蒂芬．史特勞斯（Steven Straus）這位地位相當高的研究者發表了兩篇研究，而被認為傷害了此一疾病的正當性時，病患團體就施壓國家衛生研究院（NIH），要求解聘他（結果施壓失敗）。

愛滋社運人士因為對科學的看法不同而出現的緊張（第七章），同樣也可見諸慢性疲勞症候群。雖然這些運動份子經常批評醫學科學不當的權力，並且假定醫學菁英有陰謀；但他們最終的要求是醫學體制使用科學的方法來正當化他們的疾病，以及宣佈慢性疲勞症候群不過是一種「尋常的」疾病。的確，病患倡議的關鍵特徵之一是，他們嘗試熟悉醫學和科學的術語來挑戰醫學體制，而且有時會自行進行科學研究。然而常民想要學習成為科學家，可以做到什麼地步呢？

成為科學家

醫學科學與其研究對象的關係，不同於大多數的科學。正如本書導論和第三章所解釋，只要病人還沒失去意識，其關於自身的說法就會對診斷有相當程度的影響。此外，只有病人才知道自己的狀況有沒有變得比較好。醫師必須透過病人才能得知到底出了什麼差錯以及治療是否有效。不管醫師喜不喜歡，在很多時候病人都是醫療步驟的參與夥伴。病人的報告人角色使得他們趨近於參與。然而本章所討論的案例則已經不是趨近了；在此病人率先界定以及建立新疾病的存在。病人成為或試圖成為科學家。

病人要成為醫學科學家還有其他方式。罹患糖尿病這類慢性疾病的病患，很可能會成為自己的日常診斷者和藥劑師。糖尿病患者成為理解與維持自身血糖濃度的專家。一般人成為真正或類似醫學科學家的另一種方式，是透過藥物的秘密或非法使用。這類團體之一是健美者，他們為了休閒目的而使用藥物來強化肌肉組織。關於常民在取得科學專家技能上可以做到什麼地步，社會學者李・莫那漢關於健美團體的新研究提出了洞見。

先不管這類活動具有傷害性的那一面，我們可以認為健美者這個團體對自身需求及生理狀態的理解，比一般醫師還更為細膩。莫那漢將健美者的圈子形容為一種次文化，擁有相當詳細的民俗藥理學知識，他稱之為民俗藥理學（ethnopharmacology）。例如，有這方面知識的健美者會利用生物化學的身體模型，將身體細胞結構的某些特定部位稱為受體位置（receptor sites），在吞服或注射類固醇分子之後，這些點更容易受到傳遞的化學信息所影響。以下是比爾關於自己的類固醇用法的說法：

「阿那波龍（Anapolon）要用五十毫克，氧雄龍（Anavar，又稱Oxandrolone）只要用二點五毫克，用量都要依這些特定類固醇的受體位置而定。阿那波龍的受體位置數量有限又很小，因此需要用到五十毫克來達到這些受體位置。氧雄龍則明顯有很容易吸收的受體位置，受體位置很開放，因此只需要比較少的劑量。正常狀態下這是兩者的差別。人們常會想：『喔！越強越好』，但事實並不是這樣。這是為什麼不應該服用阿那波龍，因為它的毒性很高。在服用五十毫克的時候，只有差不多十到二十毫克會抵達『受體位置』，但這樣一來就會有三十毫克在你的體內流竄，尋找出路。你知道吧？」（引自Monaghan，111）

根據自稱「實驗室老鼠」的健美「類固醇大師」丹・杜強（Dan Dochaine）的說法，使用類固醇來增強運動機能的最有效方法，並沒有相關的科學或醫學研究。除了那些閱讀醫療相關文獻並加以批判性轉譯的人之外，這種知識似乎只有健美者在健身房彼此分享，而最近他們也在網路上分享。約翰這個日常參與健美活動的人（他沒有任何正式的醫學資格），在談到受體對外來的類固醇逐漸失去敏感性時說：「我想我已經搞懂了。那些內行人會和你討論。他們說如果你持續服用同樣的藥物的話……大約六週之後就對你沒有效了，不管它是什麼藥。因為你的身體已經習慣了。你的受體就不再接受它。所以大約在六個禮拜後你就要換藥了。」（引自Monaghan，111）

我們沒有辦法判斷健美者的知識，是否足夠並健全到可以在他們自認的最小傷害下塑造其生理。根據莫那漢的說法，健美者自認為是運動員當中最細膩的類固醇使用者。他觀察到「他們所分享的俗民科學推理，具有系統性以及夠專業的基礎。」不管他們是對還是錯，我們無法否認他們對這件事情很可能比一般的醫師了解更多的細節。

健美者是個特異的團體。他們自認為知道的知識也只會應用在自己身上。

他們並沒有試圖要求使用公共經費來提供增強肌肉的藥物，也不會鼓勵用公家經費來資助關於這種運動的藥理學研究。因此在某種意義上，雖然健美者是一個分享知識的團體，但就我們所提出個人與集體之間緊張關係的架構而言，他們可被視為是個人。他們或許不是處於垂死狀態（但如果媒體持續重彈一種帶著惡意假設的老調，或許會煽情地宣稱使用類固醇的健美者實際上是「為了變大而死」），但他們選擇了一種特定的生活方式，導致他們必須尋求非正統的治療並且自行負責。同樣地，就這個理由而言，這不會造成醫學科學太大的兩難。醫學專業或許有責任對他們提出忠告，但是做為一種專業，醫學專業並沒有接受或拒絕健美者知識的迫切需要；相較於吸菸或飲食過度而言，即便在最壞的情況之下，這也不會帶來更多的機會成本。

在思考常民可以取得多少科學的專家技能這個議題時，本章所討論的案例都是對常民比較具挑戰性的。病人自己組成醫學壓力團體，試圖確立一個新疾病的存在，並且試圖強迫醫學專業接受他們對世界的定義。在這些案例當中，病人不只成為科學家，而且要求公眾認可他們的新科學。和健美者不同的是，這些案例對於集體有更直接而重大的影響。那麼我們該如何思考這類的案例呢？

讓我們先重新回顧一下這些案例的主要特徵。本章所檢視的這類疾病充滿了不確定性。對於這些疾病是否存在，醫學專家彼此意見不同；至於它們究竟是身體因素、心理因素，或兩者之間複雜的互動所造成的，醫學專家也沒有共識。這些疾病的治療（如果有治療方法的話）也同樣不確定：有些醫師建議結合治療、運動以及生活方式的改變；有些醫師則建議服藥；還有些醫師則不建議任何治療，而是試著把這類病患轉介給其他醫師（人球症狀）。「常民專家」進入的是這個知識不確定的領域。然而他們的角色和行動是否都是有益的呢？而所謂的常民專家到底有多專家呢？

要依據其專家技能來分類零零散散而不具有正式資格的常民團體，是非常困難的。但某些罹病者確實擁有正式資格的專家技能。例如洛杉磯郡立醫院的疫情當中，有許多受害者本身就是醫療人員，他們是護士，甚至是醫師。由於本章所討論的疾病的盛行程度，很可能受害者當中也包括其他的醫療人員。病患倡議者也經常借助其他領域的科學訓練，例如統計學或心理學這類大量倚重統計證據的學科，其科學訓練或許會有助於了解跟詮釋流行病學資料。但由於專家技能是高度區隔的，因此一般性的科學專家技能，不太可能會讓人成為調查特定疾病病因的專家。這有點像期待分子生物學家成為判斷超弦理論（string theory）優劣的權威一樣。當然，一般層次上的醫學學識能力或／以及科學訓練，或許會讓人有能力迅速掌握新的領域，並且取得我們所謂的互動型專家技能，但做出實質貢獻的障礙是如此之高，似乎除了那些擁有最大天時地利者之外，是不可能做到的。不過例外總是存在的。例如，洛杉磯郡立醫院感染防治單位的負責人瑪莉・畢格勒（Mary Bigler）自己在一九三四年六月罹病。她後來成為這次疫情主要的流行病學回顧研究的共同作者。

根據真實事件所拍攝的電影《羅倫佐的油》（*Lorenzo's Oil*），也提醒了我們，如果有足夠動機的話，沒有任何醫學資格的一般人也能取得足夠的專家技能來學習醫學術語，而能有效地閱讀、評論與批評醫學文獻，甚至對醫學科學有所貢獻。這部電影主要是根據一位世界衛生組織雇員的真實經歷，他的兒子被診斷出罹患了無法治療的神經退化疾病「腎上腺白質退化症」（adenoleukodystrophy，ALD）。但他拒絕接受無藥可醫這個標準的預後（prognosis），而開始蒐集醫學文獻並鼓勵研究影響其兒子狀況的代謝途徑，他得到的結論是，使用特定的食用油可以阻止此一疾病的惡化，他的介入至少帶來了某些貢獻型的專家技能。這部一九九三年上映的電影也成了運動團體的一大召喚。[3]對病患運動者的研究也顯示，罹患這些疾病的當事人，能夠取得足夠的醫療知識並帶來改變。希拉蕊・阿克西（Hilary Arksey）對重複性勞損（RSI）的研究指出，環繞這個疾病所形成的常民團體就像愛滋病運動者一樣（第七章），有時候能夠進行小規模的研究計劃而對獲取新知有真正的貢獻。[4]不過也得指出這類貢獻的限制。這類案例當中，即使是愛滋病患運動這個受到最多紀錄的例子，其運動參與者有許多是受到非常良好教育和具有強烈動機者，但實際上他們並沒有主持臨床試驗或在主流醫學期刊出版論文。他們主要的角色是參加學術會議，和醫學研究者就如何進行這樣的試驗進行辯論和提出建議。

也有其他的案例顯示，由於他們在特定領域的親身經驗，使得常民擁有科學家或醫師無法輕易取得的專家技能。布萊恩・溫恩（Brian Wynne）所討論的昆坎布里亞（Cumbrian）牧羊人在回應車諾比核子落塵的案例中，牧羊人是他們的農地與羊隻行為的生態知識專家。[5]這類（雖然沒有以形式化的方式呈現）的專家技能，類似於之前提到健美者所建立的專家技能。

此外正如我們所一再重申，病人毫無疑問地擁有專家技能。他們知道自己的症狀、自己身體的歷史，他們或許知道哪些治療有效，而且也許能夠指出其疾病的局部原因。病人或許可以成為使用醫療科技以及詮釋血壓計與血糖測量等的專家。他們或許也擁有和醫師協商治療計劃以及判斷醫師是否具有同理心的專家技能。最後我們不要忘記，常民或許能透過指出遭醫師系統性忽略的新症狀和病因，而扮演重要的角色，特別是這些症狀和病因是出現在常民的職場時。

然而，這種無疑具有正當性卻沒有得到承認的專家技能，並不會讓病人在審議本章所討論的這些疾病狀況是否存在時，擁有最高的權威；要達到這點需要一種相當不同的專家技能。單單因為病人主觀地知道他們的症狀而且覺得這是真實的，並不會讓他們更有資格對疾病複雜的病因學和流行病學做出斷言；就好像車禍的受害者不會有更高的權威對汽車安全議題做出斷言。切身體驗疾病當然會帶來洞見，並且讓你對疾病罹患者有同理心；它也會讓你有動機盡可能地學習，並鼓吹進行更多的研究；它有時候也會導致醫學科學的改變，愛滋病患運動者和羅倫佐的油這些案例就是這樣的例子；但它無法取代流行病學、藥理學與生理學的研究。

因此我們要以一個忠告來結束這一章。病人倡議可能會帶來令人不安的效果乃至於反效果。我們見到正當的醫學專家由於立場讓運動者感到不快，而遭到譴責、批評甚至消音。醫學專家會犯錯，他們必須處理不確定性，他們有時候也會受到外界商業利益壓力所影響（但我們也注意到病患運動的團體同樣也會受到這種影響）。但終究來說，這些環繞著新疾病的界定所進行的辯論，經常是高度技術性、精微而複雜的，我們必須容許醫學專家做出主要的貢獻。不幸的是，在慢性疲勞症候群與肌纖維痛的例子，醫師現在沒辦法說出真心話；而病人有時候則因為自己對疾病的看法，而無法得到或許是最好的治療（例如心理治療）；最後則會因為醫學專家技能與正當性受到不必要的侵蝕，而使得整體社會受到傷害。只有當雙方能夠彼此承認對方所能貢獻的專家技能，才能從夥伴關係受益，而有助於我們理解並治療這些常常是殘酷而讓人失能的慢性狀況。

CHAPTER 

蔑視死亡：心肺復甦術

一九九一年晚秋的一個週日上午，本書兩位作者正坐在綺色佳市中心一家咖啡廳悠閒地吃早餐。他們感受到生活的美好——在一個禮拜的密集工作之後，他們完成了此一書系第一本書《科倫：你對科學應有的了解》的第一稿。突然鄰桌出現嚇人的咕嚕聲。一位年紀不小的女士倒在她的盤子上。我們彼此對望一眼：到底這是嚴重的狀況，或者她只是嗆到麵包屑？女服務生走過來，不知是自言自語還是對旁人說話：「最好打九一一。」那位女士繼續發出咕嚕聲。平區和柯林斯交換眼神。其中一位說：「我想我們幫不上什麼忙。」但另外一位作者想起來，他是幫得上忙的。

當他還是個年輕的講師時，他的大學系所為志願者提供英國紅十字會的訓練。他記得一個朋友所說的悲傷故事：有人在面前昏倒然後死去，自己卻無能為力；因此他決定要把握這個機會。在受過六週的急救基本訓練之後，有個考試；這些自願參加的各色各樣學術界人士，必須在紅十字會人員監督下，對一個假人進行心肺復甦術。此一新技藝很快就派上用場。在系上晚宴，有位訪問學人吃到了隱藏在調味醬中的巴西堅果，她告訴餐桌鄰座的人自己開始感到嚴重過敏反應的症狀。剛接受醫學急救訓練的作者知道必須叫救護車，並且在專業人員到來之前隨時注意對方的基本生命機能。這位訪問學人後來完全康復，擔任「急救」人員的作者則覺得開心。這已經是五年前的事情了。

昏倒的女人又發出一聲巨大的咕嚕聲。我們的作者決定採取行動。他檢查這位女士的脈搏與呼吸道，發現呼吸道沒有明顯阻塞；她的呼吸斷斷續續。他讓女士躺平在地板上，然後開始進行口對口人工呼吸。他是不是應該開始進行心臟按摩呢？這時急救人員來了，把氧氣管插入這位女士的喉嚨，幫她打了幾針，然後把心臟除顫器夾在她胸前，他們把她抬上救護車的同時，也對她的心臟擊打了幾下。

我們不久前才參與的戲劇性事件，現在已經是日常生活的一部分，在美國以及其他先進工業國家尤其是如此。與其讓某個昏倒的人死掉，業餘和專業人員同樣都會馬上嘗試復甦他們。美國的許多公共空間（例如機場）都有心臟除顫器和氧氣筒。心臟病發作和中風已經成為現代生活的一部分，是無所不在的威脅和主要殺手（光是美國每年就有將近五十萬人猝死）。任何人在任何地方、任何時刻都有可能心臟病發作。大家期待越快對受害者進行醫療救助越好。根據採取行動的那位作者所上的英國急救課程，及時介入確實攸關生死。越快讓肺臟恢復呼吸以及讓心臟開始跳動，對方存活的機會就越大。在急迫的狀況下，很少有人會追問事情是否真的如此——目前的醫學見解認為就是如此。的確，所有上過急救課程的人都希望如果自己不幸昏倒的話，某個接受過這類技術訓練的人能夠及時復甦他們。在此，我們開始質疑這個廣為人所接受的醫學常識。回溯心肺復甦術的歷史並檢視對其有效性的現代分析，顯示事情並非如此地明確。

復甦術的歷史

就如同大多數的醫療領域，心肺復甦術的技術有段漫長的歷史，而且隨著現代醫學知識的出現而歷經戲劇性的轉變。不同的方法出現又消失，在死亡、瀕死與人性尊嚴的信念等變動的脈絡中斷斷續續地轉變。某些復甦方法雖然沒有生理學知識的基礎，卻被視為有效。相反地，也有些在實驗室細心研究過的方法，在醫療現場卻證實無效。在復甦術的舞台上，不只有研究科學與醫學的男男女女，也包括運用這些技術的常民，他們在面對猝死的威脅時，擔當「弟兄的守護者」(their brother's keeper)。上個世紀此一領域的一些關鍵性突破來自於軍方，這點不令人意外，因為軍隊經常遭遇到猝死及伴隨而來的種種問題。儘管有著各種不確定性，使用的方法也隨時代而不同，但有兩件事情是不變的：猝死以及人們克服猝死的努力。人們相信這些技術是有效的；他們總是秉持這樣的信念而為。十八世紀如此，今日亦然。

醫療文獻經常將復甦術的根源追溯到聖經：

三二、以利沙來到，進了屋子，看見孩子死了，放在自己的床上。
三三、他就關上門，只有自己和孩子在裡面，他便祈禱耶和華。
三四、上床伏在孩子身上，口對口，眼對眼，手對手，既伏在孩子身上，孩子的身體就漸漸溫和了。
三五、然後他下來，在屋裡來往走了一趟，又上去伏在孩子身上，孩子打了七個噴嚏，就睜開眼睛了。（列王記下，第四章，三二—三五節）

在宗教當道的時代，只有上帝能讓死者復活。人類想做這樣的事情不只是徒勞無功，而且還有罪。然而隨著時間的過去，人類的介入取代了神的介入。死亡不再是生命旅程中最後而無可避免的一段，死亡慢慢地變成人類能夠迴避與減緩的一段路。要了解復甦術所扮演的角色，我們必須區分「臨床的死亡」（clinical death）以及「生物學的死亡」（biological death）。臨床的死亡意謂著循環、呼吸等的衰竭；生物學的死亡是人類有機體不可逆的凋亡。兩者間的差距創造出復甦術的空間。第一次有系統地試圖創造出這樣的差距並主動加以介入，似乎源自於十八世紀。

溺水而亡向來普遍，時至今日也還是如此（年輕人意外死亡的原因當中，只有交通意外是更大的死因）。復甦術運動始於荷蘭與英國這兩個人民濱水而居的國家，或許不會太令人意外。荷蘭人在一七六七年創立一個復甦溺水者的協會，並宣稱他們在四年之內救活了一百五十人以上。英國在七年後成立了皇家瀕死者救援人道協會（the Royal Humane Society for the Apparently Dead），它的前身是瀕臨溺死者救援協會（Society for the Recovery of Persons Apparently Drowned）。它的主要推動者暨創辦人威廉．豪斯醫師（Dr.William Hawes）在一七七四年提醒會員，指出去年在倫敦有一百二十五人溺水：「假如這裡面每十個人當中就有一個可以復原，而他自己、他的親戚或他的朋友就是這獲救的溺水者，還有誰會認為本會的宗旨不重要？」（引自Timmermans，34）。然而許多人，尤其是教會人士仍然反對——這太像讓死人再起，而唯有上帝才有權這樣做。

為了克服懷疑，協會鼓勵人們蒐集受復甦術成功救活者的證言：每個案例都需要三個可信的證人，或一位有學識的人如牧師、醫師或軍官等來作證。由於遭到宗教上的反對，豪斯和他的同儕明確地區分復甦和復活：「前者只是對已經點燃的木材輕輕搧風，讓火焰重新燃起；後者則是在生命的火花已經完全熄滅之後，重新讓屍體恢復生命。」（引自Timmermans，35）因此協會的口號是「也許還埋藏著小小的火苗（Lateat Scintillula Forsan）」。協會終於贏得教會的認可，這要特別歸功於它致力於復甦自殺者（自殺被視為是最邪惡的死亡方式）。有位貴格會的成員舉出自然界的例子，就像凍僵的鰻魚在稍微加熱後會復甦一樣。如果上帝賦予簡單的動物復甦的力量，那人類當然可以致力於復甦而毋須多慮。豪斯向政府官員請願時，機巧地指出，如果可以復甦謀殺案的受害者的話，犯罪案件就能偵破！他也操弄大眾對活埋的恐懼。到了一七八七年，他的論點已經獲得公眾輿論的支持，喬治三世也贊助該協會。

早前協會成功復甦的比例是百分之四十七點三（總共有一七〇六個案例），這個數字相當可觀。但這個比例混雜了不同類型的案例，包括人們在暴風雨中掉到水裡高聲呼救而被成功救起，以及那些因為吸入濃煙而失去意識的人。「復甦術」一詞涵蓋的救援情境範圍相當廣泛。隨著時間日久，人們日益認知到最佳的成果是在水邊處所得到，因此他們的努力也越來越專注於溺水（Timmermans，37）。

皇家人道協會起先用的是荷蘭盛行的復甦技巧，包括「保持溫暖、人工呼吸、將菸草的煙灌進肛門或者是用煙燻肛門、把身體放在桶子上滾動、按摩身體、靜脈放血，還有一些輔助的辦法，像是催吐、催打噴嚏以及內服的刺激劑」（Timmermans，38）。協會經常更動其所認定的最佳辦法，也不斷推薦（偶爾也會禁止）不同的技術。

讓受害者保持溫暖一直都是受歡迎的技術，它吻合希臘醫師蓋倫（Galen）的理論，*認為溫暖是生命力必要的成分。很明顯的，死掉的身體是冰冷的身體。雖然停止呼吸意謂著死亡，但是在整個十八世紀，呼吸對於成功復甦的重要性一直有所爭議，而使用風箱來進行人工呼吸的做法，也一直有正反兩面的看法。長久以來，解剖學家已經知道在進行實驗時可以用風箱維持實驗動物的生存，但這個做法在一八三七年開始失去支持，因為法國研究者的報告認為用風箱突然對肺臟灌氣會殺死動物，並可能在動物身上導致肺氣腫（肺部有液體）及氣胸（氣體跑進胸腔中導致肺臟崩塌）。甚至連皇家人道協會的主席班傑明・布洛迪爵士（Sir Benjamin Brodie）都宣稱，呼吸沒辦法讓停止跳動的心臟恢復跳動。有趣的是，口對口人工呼吸曾進行過短暫的實驗，但是在一八一二年放棄這做法，因為當時認為呼出來的氣體是有毒的。

馬歇・霍爾醫師（Dr. Marshall Hall）在瞭解到人工呼吸並沒有列入人道協會的推薦步驟之後，在一八五七年於屍體上進行一系列實驗，進而提出關於溺死的新理論。他的結論是，溺水就類似於麻醉與中毒，因為這三者都涉及到二氧化碳呼出的問題。這使得幫肺臟呼吸又成為焦點。霍爾想要避免將受害者臉朝上進行復甦時，舌頭往後掉而堵塞呼吸道的問題。他的解決之道是把受害者擺在臉朝下的位置。霍爾基本上是把身體放在桶子上滾動的舊做法，轉變為他所謂的「身體姿勢法」(postural method）人工呼吸。將患者臉部朝下對胸腔與後面的背部施加壓力來造成呼氣。在壓力放鬆之後則會造成吸氣，而最後的步驟則是讓病人以側躺的姿勢滾動。在此同時，一位年輕的外科醫師亨利・席維斯特（Henry Silverster）提出另一種重要的手動呼吸技術。霍爾檢視的是死亡時哪些功能衰竭，相對地，席維斯特則是試圖模仿活人的自然呼吸運動。他偏好臉部朝上的姿勢，因為他相信這讓施救者可以檢查患者呼吸道是否阻塞。施救者站在患者的頭部位置，抓住他的兩邊手肘，然後把手臂往後拉到耳朵的位置來模擬

＊譯者按：蓋倫是古羅馬帝國的希臘醫師。

吸氣的動作，接著把手背推回原來的位置，然後按壓胸腔來模擬呼氣的動作。

霍爾和席維斯特的新技巧，各有當時立論深遠的理論與研究成果的支持，其成功程度也令人印象深刻。皇家人道協會碰到兩難。該採用哪種技術呢？他們對屍體進行比較研究，發現席維斯特的方法較有利於肺臟的呼吸；但不是每個人都信服這樣的結論。

皇家人道協會新上任的主席愛德華．謝佛（Edward Schafer）在一八八九年重新進行評估，並提出另外一種間歇按壓胸部的手動呼吸技術，而患者又是放在臉部朝下的位置。協會對席維斯特法與謝佛法的優劣進行激烈的辯論。席維斯特本人反對臉部朝下的方法，因為施救者的姿勢會「跨在病人身上」，如果患者是女性的話，這種姿勢是很「不可取的」（Timmermans，42）。早期的研究者用剛死掉而還有溫度的屍體或是狗來做研究，謝佛發明的現代技術則是使用忍住呼吸反射的自願者來做研究，並且測量其呼吸氣量（〔tidal air volume〕一次呼氣和吸氣的「循環」所置換的氣體體積）。然而，在五個自願者身上用十種不同方法所測得的呼吸量，卻都沒辦法提供定論。

一九〇九年一位研究者回顧協會的復甦術紀錄後，提到「每一種復甦的技術，不管是禁止的或推薦的、生理學上合理的或荒謬的、有沒有使用人工呼吸，似乎都能夠拯救數量可觀的性命。」（引自Timmermans，41）有一種不尋常的方法，是法國人拉伯德（Laborde）在一八九二年引進的拉舌術。這個方法是「把嘴巴撐開，然後用點力把舌頭拉出來」（Timmermans，4）。這種方法沒有生理學上的基礎，因此被列為禁用的方法，但拉伯德指出，有六十三個成功用這個方法救活的案例。

最後協會會員同意保持身體溫暖以及進行人工呼吸，是救活受害者最好的方法，「人工呼吸」與「復甦術」二詞也開始等同使用。二十世紀前半的人工呼吸，不是採用謝佛這種臉部朝下按壓的方法為標準，就是採納席維斯特的技術作為標準。謝佛法在英國、法國、比利時以及美國最受歡迎，席維斯特法則在德國、荷蘭與俄國受到支持。要判斷是否需要進行復甦術，呼氣成為關鍵的生命跡象。肺部缺乏氧氣將導致死亡。把一面小鏡子放在受害者嘴巴前面，是當時決定是否還在呼氣的有效方法。如果鏡面起霧的話，受害者就還活著而不需要加以復甦，只需保暖就好。如果鏡面沒有起霧的話，就得馬上實施人工呼吸。鏡子實際上成了復甦術第一個採用的可攜式診斷工具。英國童子軍一九五〇年代的訓練要求攜帶鏡子「待命」。

第二次世界大戰之後，復甦術的研究轉移到美國。回顧海岸防衛隊以及芝加哥、底特律以及洛杉磯的消防局之個案報告，顯示謝佛法在美國是主流，存活率是百分之六點七。儘管謝佛法廣泛使用，但戰時的表現並不好，許多運兵船上的士兵都淹死了。戰爭刺激新的研究，因為當時擔心德國可能會使用麻痺呼吸肌肉的神經性毒劑。美國陸軍與國科會（National Research Council）在一九四八年主辦一場研討會，召集醫師來比較所有不同的方法。與會者同意他們缺乏足夠的資料來決定最好的辦法，因此展開了廣泛的比較實驗。令人驚訝的是，結果發現過去五十年來居於主流、似乎拯救了數千條生命的謝佛法，從實驗的結果看來是毫無價值的。實驗發現它無法讓氣管中停滯的氣體流動，這意謂著沒有新鮮的含氧空氣能夠進入到肺部。實驗也發現，席維斯特法同樣有缺陷，因為患者被放在臉部朝上的位置，導致舌頭堵塞呼吸道。於是這時採用了一種新的手動呼吸方法，稱之為「壓背舉臂法」（back-pressure arm-lift method）。它是在一九五一年的一場研討會中引進的，與會者包括來自美國紅十字會、軍方、美國童子軍、AT&T、礦業局、營火女孩（Campfire Girls）、美國女童軍、基督教青年會（YMCA）、美國醫學會，以及許多公營事業與民防組織的代表。接著出版長達兩頁的標準方法並發行訓練影片，這是廣泛宣導活動的一部分。戰後的研究似乎終於找出了最好的復甦術。有一套大家同意的標準，受到許多的組織採納，運用於日常拯救生命的努力。

不過短短四年的時間，新的標準就遇上麻煩。哈洛德・里卡德（Harold Rickard）是位自稱有三十五年從事復甦術經驗的美國海軍艦長，他對復甦幼兒的問題進行研究，指出呼吸道阻塞的問題。里卡德從自己的實際經驗得知，所有獲得推薦的技術都是沒有用的，因為患者鬆弛的舌頭會阻塞呼吸道。里卡德的想法沒有任何臨床的支持，然而彼得・沙法（Peter Safar）這位麻醉科醫師受到里卡德的啟發，使用X光和肺活量計（用來測量氣流的裝置）進行研究，結果指出所有的手動人工呼吸技術，不管患者的臉部是向上還是向下，都有同樣的問題。此一發現再度令人震驚。所有在實驗室所做的測量似乎都有插管，而這預防了阻塞的發生。用來測量氣流的管子把舌頭給推開了！不過如果把患者的臉朝上，並且讓頭往後仰的話，手動人工呼吸技術是可以生效的，而且很明顯地，沙法的研究促使一個古老的技術再度受到注意：口對口復甦術。

軍方再度在此一新發展中扮演重要角色。迪克・約翰斯（Dick Johns）與大衛・庫柏（David Cooper）在一九五〇年是陸軍研究團隊的成員，該團隊研發出在受汙染的環境下，對神經毒氣受害者進行防毒面具對防毒面具的復甦術（mask-to-mask resuscitation）。庫柏和約翰斯怨嘆美國陸軍的愚蠢及其對手動人工呼吸的態度，他們發展出一套將兩個防毒面具連在一起的方法，讓施救者的呼氣可以進入受害者的肺部。他們在彼此身上以及狗的身上用此一裝置進行實驗，然後寫了一份報告。他們試著引起美國海軍對這個裝置的興趣，但徒勞無功。他們的報告卻引起了詹姆斯・艾蘭（James Elam）這位年輕醫師的注意；艾蘭在小兒麻痺患者的鐵肺失去動力時，曾直覺地使用口對口人工呼吸救活病人。艾蘭在一九五〇代取得人生中第一個大學職位時，開始進行口對口人工呼吸的研究。艾蘭的研究對象是手術後仍受到乙醚麻醉的病人，以口對口的方式將氣體吹進其氣管。在此同時，助手抽血測量氧氣的濃度。他發現此一方法的結果，遠優於使用手動人工呼吸的方法。艾蘭受邀參加一九五一年那場公佈新的手動人工呼吸標準的著名學術會議。他在會議接近尾聲時的一場特別報告中，急切地想要引爆他的「炸彈」。但結果卻是空包彈，因為主要的研究者認為他的技術不過是「常識」，而沒有太大興趣（Timmermans，48）。

艾蘭試圖在華盛頓推廣他的新技術，並且在重要醫學期刊發表論文，卻沒有什麼效果。一九五六年出現突破，他在堪薩斯的一場麻醉科學術會議，與同時出席的沙法共乘一輛車子；沙法那時已經成為美國的復甦術頂尖權威之一，也是巴爾的摩市立醫院的麻醉科主任，此時他正開始實驗口對氣管的呼吸術研究，透過吹脹病人的肺來確認胸腔兩側的運動。他和艾蘭比較了兩種方法，結果顯示出口對口人工呼吸的好處。其他主要的研究者也很快確認了這樣的結果，一群國際研究者於一九六〇年，在六個都會區一千個以上的麻醉病人身上，測試了口對口人工呼吸，並且推薦口對口人工呼吸是唯一適用於所有人的方法，只有新生兒例外。他們強烈推薦教導專業人員與一般人此種技術。商業公司企圖推廣一種必須將人工口腔呼吸道插入患者喉嚨的複雜技術，但這組研究人員抗拒這種作法，堅持新的技術是簡單、安全且容易學習的。

雖然沙法和艾蘭得到了研究社群的支持，但他們也很清楚，當初臉部朝下這類手動技術剛出現時，也曾有理論上的支持，因此在引進新技術時，沙法和艾蘭強調這種技術讓患者的臉清楚可及，可以檢查呼吸道並運用口對口的復甦術。這種實用性的論點贏得了支持，而口對口成為現在心肺復甦術訓練所採用的標準。

體外心臟按摩

追尋最好的復甦技術才剛達成時，研究又再度發生戲劇性的轉變。體外心臟按摩（External Heart Message）最早是在約翰霍普金斯大學（John Hopkins University）的醫學實驗室發展出來的。工程師威廉・顧文侯芬（William Kouwenhoven）受託發展可攜式的除顫器以供電力業使用。該產業遭到嚴重電擊的工人，有超過百分之五十會死於心室顫動（〔ventricular fibrillation〕心臟失去節律）。蓋伊・尼克巴克（Guy Knickerbocker）這位研究生助理首度指出，胸部按壓可以升高血壓來救助心臟停止的患者。在一九五八年七月，他帶著當時所用重達十五磅的可攜式除顫器對一隻狗做實驗，而注意到血壓的升高。在隔壁實驗室一位研究人員的協助下，他透過心臟按壓讓另外一隻心臟跳動停止的狗存活了十八分鐘。接下來的一年，尼克巴克和顧文侯芬測試並改良他們的新技術，並稱之為「體外胸部按摩」(external chest massage)。他們指出使用體外按摩可以克服長達五分鐘的心室顫動。此一研究結果相當重要，因為顧文侯芬的目標是讓電業的每輛卡車都配備一台可攜式除顫器，然而此一研究的發現卻意味著並不需要這樣做。實驗室的主管是世界知名的外科醫師阿佛列德・布拉洛克（Alfred Blalock），他對這個發現印象深刻，因而指定外科的住院醫師詹姆斯・朱德（James Jude）加入此一研究計畫，以賦予其醫學上的正當性。

朱德馬上發現這個技術有一個重要的新用途。手術有時候會因為麻醉意外而心臟停止，當時唯一的解決辦法是很快的地將病人的胸腔打開，然後用手按摩心臟。為此外科醫師甚至常在胸前口袋多帶一隻手術刀。但這樣的手術總是會帶來併發症，通常是嚴重的感染。當一位將接受膽囊手術的女病人意外出現心臟停止時，朱德有了機會來嘗試這個新技術。那時插管失敗，而當朱德看到血壓和脈搏消失時，他把手放在女病人的胸部上開始體外心臟按摩。經過兩分鐘戲劇性的按摩，脈搏恢復並且出現淺淺的自發性呼吸，病人最後完全康復，而且沒有用到人工呼吸。朱德接下來又有四次成功地在病人身上使用此一技術，接著他和尼克巴克與顧文侯芬（後者持續進行他們的實驗室測試）在美國醫學會期刊（*Journal of the American Medical Association*）發表了一篇論文。他們寫了以下著名的句子：「任何人在任何地方都可以從事心臟復甦的步驟，所需要的只是兩隻手。」（引自Timmermans，52）這些字眼意謂著復甦術研究最重大的改變之一；它也意謂著重點轉向心臟復甦術，在此之前，大家都認為要復甦病人就得先復甦肺臟的功能。它同時也標示了復甦術的普遍意義：任何人在任何地方都可以對任何病人進行復甦術，而不再只是溺水的患者，也不再只是特定狀況下的瀕死者（apparently dead），而是任何垂死的人，包括那些過去認為沒有希望的人。它意味著死亡的過程有了新的臨床定義；脈搏消失不再是唯一的判準，因為脈搏可以恢復跳動。正如史蒂芬·提摩曼斯（Stefan Timmermans）所指出：「一九六〇年在馬里蘭的一個會議……當口對口人工呼吸結合胸部按壓而成為心肺復甦術時，猝死成為只是等待現代醫學家予以清除的另一個路障。」（引自Timmermans，53）

人人的心肺復甦術

然而心肺復甦術多有效呢？醫師起先反對把心臟按摩的「權利」交給常民，認為這是一種專門的醫學技術。如果沒有正確按壓的話，脆弱的器官可能會受內傷。為了克服這樣的反對，必須設立訓練課程。很清楚地，心肺復甦術要能夠有效施行，必須接續使用其他的醫療介入和科技，像是注射心臟藥物、氧氣以及除顫。也需要緊急醫療反應體系以及能快速後送醫院的交通方式。

美國要到一九七三年才完成這樣一套完整的體系。一場全國心肺復甦術與心臟緊急照護會議（National Conference on CPR and Emergency Cardiac Care），建議整合普遍的心肺復甦術與配備急救員的救護車。新的體系區分了**基本急救**和**進階急救**。基本急救系統會傳授心肺復甦術給所有八年級以上的人，雖然剛開始會優先教育最有需求的團體，像是警察、救火員、救難人員、救生員等等。進階的心臟維生技術，像是打點滴、藥物注射、除顫以及對心臟狀況的觀察，則專屬於受過特別訓練的醫療專業人員。美國心臟協會（American Heart Association）將心肺復甦術的步驟標準化並廣泛傳播以利實現基本的訓練，也設置了指導員訓練與認證的組織。美國的醫院則重新組織冠狀動脈照護，以便因應（現在配備有心肺復甦術技術的）救護車接連送到門口的病人。

考量過在心肺復甦術所投資的大量人力與物資，以及緊急照護系統的重組之後，提出「它的存活率究竟有多少」會是個有意思的問題。有趣的是，在一九七三年那場會議最後定稿的三十二頁文件中，並沒有預測可以拯救多少性命。這樣的疏漏並非故意。當時樂觀的浪潮沖昏了會議主辦者，他們全然相信只要大眾的心肺復甦術和緊急照護系統就定位，就能拯救相當多的生命。

評估存活率不是一件容易的事情。直到今天，美國還未全面得知心肺復甦術的存活率。沒有全國性的資料庫，醫學研究者和政策制定者沒辦法知道有多少人接受過心肺復甦術。研究者必須仰賴短期小規模研究所估算的區域存活率。這類數字通常會有很大的差異。有個研究比較美國二十九個城市從一九六七年到一九八八年之間接受心肺復甦術後的存活率，發現其差距從愛荷華州的百分之二到華盛頓州金恩郡的百分之二十六。整體而言，這些存活率和一九七三年的樂觀形成強烈對比。這些研究也確認此時心肺復甦術已建立其普及度，一般大眾學習心肺復甦術，在好幾個社區有一半以上的復甦是由路人主動進行的。此外，大多數的緊急醫療體系已經成功改組。

研究者開始擔心究竟是什麼因素，導致存活率出現這樣的差異。愛荷華州百分之二的存活率，意味著每五十次的復甦努力只有一次會成功；而西雅圖則平均每四次努力就有一次可以救活對方。然而，要了解這些數字的意義，西雅圖和愛荷華州的復甦術存活率必須用相同的基準線來計算。就以反應時間（response time）這個已知會影響存活率的變數為例。這是從昏倒和開始進行復甦術之間的時間。然而，文獻對於「反應時間」沒有清楚的定義。正如米基·艾森保醫師（Dr. Mickey Eisenberg）在回顧文獻時所注意到，它可能包含以下所有或部分的動作：辨識、決定打電話求救、打電話、派遣中心問話、進行派遣、從急救站趕到現場、從現場趕到病人身邊（Eisenberg，引自Timmermans，70）。除了反應時間之外，艾森保也發現「心臟停止」、「路人實施心肺復甦術」、「旁人注意到心臟停止」、「心室顫動」以及「入院」等基本名詞的定義分歧。就有效的比較而言，更重要的是，研究者對復甦與存活（survival）這兩個存活率的關鍵要素有不同的定義。有些人把任何進行心肺復甦術的嘗試，都界定為復甦的努力，其他人則將此侷限於特定的心律問題，像是心室性心搏過速（ventricular tachycardia）。「存活」也是含糊的字眼。在某些研究中，它意味著出院時只有很輕微的神經學損傷；其他研究指的則是在進加護病房時還有能夠生存的脈搏。如果還加上各區域醫療系統之間必然會有的差異，那顯然要詮釋存活率就更加困難了。

為了要克服這個無所不在的定義問題，一九九〇年在挪威外海小島上的烏特斯坦修道院舉行了烏特斯坦共識會議（Utstein Consensus Conference），將定義予以標準化，並且提出一套統一的存活率計算公式。新的公式是「分母是因心臟病導致心室震顫而停止心跳的人數，分子是（從醫院）出院還活著的（病）人數」（Timmermans，73）。換句話說，患者必須先前就已經有心臟的毛病，而不是由溺水或電擊等其他事件所引起的。

此一存活率定義遠比之前所使用的定義狹隘。它排除了許多的事件和意外（包括溺水），而這些在過去兩世紀都被視為是復甦術的適用範圍。此外它也排除了未被人見證到的心跳停止，以及不是由旁觀者實施第一次心肺復甦術的病人。由於這個定義只含括那些生存機會最佳的案例，因此相較於使用更為廣泛定義的研究，其估算出來的生存率會膨脹很多。事實上，會用到心肺復甦術的大多數狀況〈占所有案例的百分之六十到八十〉，現在都排除在統計數字之外。另一方面，出院時還活著的病人都列入計算，這樣的標準所創造出來的存活率則相對地高，儘管美國各醫院乃至全世界醫院的出院標準並不一致。

自一九九一年以來，有一些研究是根據烏特斯坦的標準來進行的。雖然選擇了最健康也最均質的樣本，存活率仍舊低得讓人失望，而且還是有很大的差異。例如一個在芝加哥進行的研究發現，非裔美國人的存活率是百分之零點八，而白人的存活率則是百分之二點六。此一研究結果的論文標題相當適切：〈大都會地區心肺復甦術的結果——存活者在哪裡呢？〉紐約市的存活率很低，只有百分之一點四。另一方面，密西根州奧克蘭郡則有百分之十四點九的存活率。正如提摩曼斯所指出（74），醫學文獻總是對數字做樂觀的詮釋。低存活率被歸咎於大都會地區醫療服務的品質不良。心肺復甦術的支持者論稱，只要有更成熟的急救體系和必要的政治意志，任何地方都應該能夠達到西雅圖那般高達百分之三十的存活率。及早進行除顫被視為是改善存活率的關鍵，有些研究指出百分之八十到九十的存活者曾經接受過心室顫動的治療，而這不是路人在沒有他人協助下所能擁有的技術。美國目前所採取的策略是提升除顫器的普及性，以至於它們現在就像滅火器一樣，是飛機、健身房、辦公室等地方的標準配備。

有除顫的存活率數字要比其他的統計數字稍微好一點；然而區域之間還是有差異，而且很少有令人信服的證據顯示存活率出現了突破。也許提摩曼斯提出了一個關於統計數字的深刻論點。他認為由於醫療社群和一般大眾對於心肺復甦術的信念投入很多，因此不管統計數字多低，都無法損及認定它有效的觀念。存活率不佳被解釋為意味著緊急醫療服務和醫療基礎建設還需要改良，才能得到更好的存活率。至於心肺復甦術的有效性以及必要性則很少受到質疑。即便強力支持心肺復甦術的美國心臟協會在一九九一年也承認，出現心跳停止之後的人，能夠活著出院的比例不過百分之一到百分之三，而且由於資料品質不良，真正的百分比「或許更低」(Timmermans，4)。

最後值得探究的是，接受心肺復甦術後存活意味著什麼。根據烏特斯坦判準，存活意味著出院。但未能回答病人究竟是在什麼樣狀態出院？他們之後的情況如何？那些接受心肺復甦術但沒能出院，而繼續在功能嚴重障礙的情況下活下來的病人，後來怎麼了？或許他們最後是住在長期安養機構或是成為植物人狀態？很少有這方面問題的研究，提摩曼斯對於這樣的狀況有如下的總結：「這些研究提出了驚人的戲劇性發現：存活率掩蓋了復甦術的努力有如俄羅斯輪盤般碰運氣的那一面。『存活率』一詞強調的是救命，但它卻掩飾了此一介入可能創造出神經學上損傷的可能性。由於不同器官復甦的時間限制不同，當心臟和肺臟復甦時，腦不見得能夠復甦。使用心肺復甦術，我們拯救了生命，但我們也製造出各種不同程度的殘障者。」(引自Timmermans，81)

把焦點放在存活率，我們忘記大多數接受心肺復甦術的人，可能不會以我們想要他們存活的方式活下來。這種兩難就像是嚴重中風而昏迷不醒的病人，其家屬必須決定「是否作為」與「如何作為」的那種心痛歷程。存活率也讓我們把注意力從背後的真相轉移開來，那就是實際上大多數接受心肺復甦術的人死掉了。提摩曼斯很適切地問道：為什麼提出來的統計數字是「存活率」而不是「死亡率」？

大眾在多大程度上注意到這些數字呢？似乎大部分接受心肺復甦術訓練的人，就像我們在一九八〇年代中期接受這種訓練的作者一樣，對於實際存活率有多低是毫無概念的。電視在這方面毫無幫助。在一九九六年，有研究者分析美國三個通俗電視節目《急診室的春天》（*ER*）、《醫門英傑》（*Chicago Hope*）以及《九一一救援》（*Rescue 911*）對復甦術的描繪。結果發現這些影片裡面的復甦術存活率是極不真實的高：當下的存活率是難以置信的百分之七十五，而長期的存活率是百分之六十七。此外，影片中大多數人心跳停止的原因是創傷，接受復甦術的角色是小孩、青少年和年輕人（西雅圖出現心跳停止的平均年齡是六十五歲），而這些節目都把焦點放在奇蹟似的復原。當節目製作人被問到這樣的疑惑時，他們對於這種誤導的解釋是，這會鼓勵年輕人學習心肺復甦術。當然，整個事情相當的關鍵在於對心肺復甦術的認知。如果心肺復甦術的有效性受到質疑，就比較少人會去學習它，也就會讓它的有效性更低。

復甦術的成功率變化很大，而且在大多數大都會地區是令人失望的低，存活者的生活品質則可能受到嚴重的損害，面對這個驚人的結論，我們必須追問：為何我們還繼續相信心肺復甦術的有效性，並投入如此多的資源？答案在於對現代醫學的信心，加上它所有的不確定性，以及我們對於死亡與瀕死者的態度。就這個例子而言，我們需要醫學帶來逃脫死亡黑暗之門的希望，即便就現實而言，它能有效救助的人數非常低。正如史蒂芬・提摩曼斯所指出：心肺復甦術的有效性是個「令人崇拜的文化神話，由『實境的』電視節目以及推廣心肺復甦術的組織所維繫。此一技術交織出一則故事，訴說醫學英雄主義、醫學克服死亡逆境的奇妙力量，以及延長生命的聖杯人人皆可得。」（引自Timmermans，5）

提摩曼斯的仔細分析顯示，心肺復甦術是無效的；而他的結論是，花在這上面的資源應該用在其他地方。在少數情況下，心肺復甦術仍可當成一種「臨終儀式」（passing ritual），讓垂死者的親人在床邊可以有多一點的時間。我們注意到至少有一個研究顯示，心肺復甦術可以有百分之三十的成功率，即使大多數的研究發現成功率只有百分之一或百分之二。此一樂觀的研究似乎顯示，應該做更多的研究。但是，且讓我們暫時接受提摩曼斯對其統計數字的詮釋是正確的，而廣泛提供心肺復甦術訓練與設備的成本，是對資源的無效率使用。如果是這樣的話，那我們幾乎會贊成，對（心肺復甦術）設備進行更多的公共支出是個錯誤的方向，如果這筆錢可以用在某些更有益處的地方。另一方面，我們作者所受的那種心肺復甦術訓練，是可以在自願參加、相對便宜的基礎上繼續辦理，以便人們在碰上有人遇到困難時可以伸出援手；那麼就沒有理由拒絕這樣的希望。當然，正如我們在全書中所論證的，如果心肺復甦術的成功率能再有百分之一或百分之二的改善機會的話，那麼就原有的那百分之一或百分之二的成功率而言，這會是百分之百的改善；這是有利於醫學做為救助的一種論證。如我們之前所說的，醫學作為一種集體事業，一直伴隨著資源有限的經濟學：如果統計數字足夠堅實的話，提摩曼斯的研究所顯示的是，心肺復甦術不該變得更昂貴，必須要更便宜；而不是放棄心肺復甦術。我們不知道綺色佳咖啡館那位女士後來怎麼了，但在極低的成本下能夠對這樣的案例提供一些幫助，似乎仍是應為的正確之事。

後記〔二〇〇四年八月〕

最新的資料顯示，接受心肺復甦術者的整體存活率仍舊沒有改善。最近在《新英格蘭醫學期刊》出版的一篇文章中，作者指出：「就院外發生的心跳停止而言，大多數社區的整體存活率低於百分之五。儘管廣泛使用了新進的治療和科技，但沒有存活率提高的證據。」[1]

CHAPTER 7 愛滋病患運動

本章除了開頭簡短的導論之外，其餘內容是重刊《不羈科倫》書中的一章。[1] 我們在此重刊愛滋病的故事，是因為它和本章的主題非常相關。首先，這個案例顯示，要以統計分析理論所要求的理想方式進行隨機控制試驗，是多麼地困難；黃金標準的「黃金」在此顯示出令人不安的生鏽趨勢。其次，受治療團體中的安慰劑組與治療組之間共享藥物的現象，尖銳地呈現出本書此一主題：最佳科學試驗標準和個人尋求救助之間的緊張關係。第三，這個案例精彩描繪出不具資格的團體，在深奧的科學中如何取得互動型專家技能，甚至少許的貢獻型專家技能。第四，這種專家技能的取得是非常辛苦的工作，不應等閒視之；愛滋病患運動者要取得科學社群的接受，必須參與科學對話，而非只是學習科學的語彙或閱讀相關文獻。最後，針對那些認為醫學的專家技能可以輕易取得的人，這是個警告。當社運人士對科學有足夠的掌握，並且能夠和科學家平等對話時，他們一改初衷，反而認為科學家原本的看法很多是很合理的！尚未經過這番科學社會化歷程的其他社運團體，則認為他們的同儕是「受到同化」、遭收買。這不令人意外，參與式的社會科學很熟悉這種緊張關係。

愛滋行動：愛滋病治療與常民的學識技能

一九八四年四月二十四日在華盛頓舉行的記者會上，美國衛生與人力服務部長（U. S. Secretary of Health and Human Services）瑪格麗特・海克勒（Margaret Heckler），熱烈宣布，愛滋病的病因已經發現了。元兇是一種特別的病毒——「反轉錄病毒」（retrovirus），後來被命名為人類免疫缺陷症病毒（ＨＩＶ）。疫苗將在兩年內出現。現代醫學科學取得了勝利。

電影明星洛赫遜（Rock Hudson）於次年夏天死於愛滋病。四年來，同性戀社群已經歷了這個疾病的生死。現在終於找到愛滋病的病因，科學家也在談論治療方法，受感染者對於什麼時候可以得到治療感到日益焦急。此一疾病的病程使得此事更為急迫。人類免疫缺陷症病毒的血液檢測，意味著很多表面看來健康的人，其實面對著不確定的未來。究竟立刻展開長期的治療比較好，還是等到症狀出現再治療比較好？在愛滋病的醫學知識快速進展但仍存在不確定性的狀況下（當時就連愛滋病的病因在科學界都仍有辯論），究竟是馬上使用還很粗糙的療法比較好，還是要等稍後更為精密的治療比較好？

「男同志的瘟疫」

愛滋病並不僅限於同性戀者，但是美國媒體起先形容它是「男同志的瘟疫」，而同志社群也很快就對愛滋病的影響進行回應。美國的男同志團體不是普通的團體。一九六〇年代與一九七〇年代成功的男同志權利運動，使得他們機智、善於街頭行動且組織良好。團體擁有大量教育良好、白種、中產階級的男同志，使其更具影響力。雖然美國主流社會或許還是恐懼同性戀，但是在大都市有可觀的同志社群，擁有自己的機構、選出自己的領導者，乃至其他的政治自覺特色。

相對而言，男同志的身分已經更具有正當性，在某種程度上也取代了早期認為同性戀是種疾病或是偏差狀況的看法。愛滋病帶來的威脅包括時光倒流與男同志再度汙名化。在公眾的心目中，此一疾病正是聖經裡的那種審判，歸咎於男同志的任性淫蕩；當時雷根正在掌權，右派蒸蒸日上，愛滋病成為許多偏見的出口。例如保守派的評論家小威廉．巴克利（Willam F. Buckley Jr.）一九八五年在《紐約時報》一篇惡名昭彰的投書中，主張「應該在每個被檢查出罹患愛滋病的患者前臂刺青，以保護共用針頭的人；也該在他們的屁股上刺青，以避免其他的同性戀者受害。」（引自Epstein，187）

早期在卡斯楚區這個舊金山同性戀社群核心區域所舉行的社群聚會，可以清楚感受到氣氛的改變。由郎迪．希爾斯（Randy Shilts）同名著作改編的電影《樂隊繼續演奏》（*And the Band Play On*），動人地描述同志社群為了是否要關閉公共澡堂這個困難的決定而深感痛苦——公共澡堂是一九七〇年代同性戀解放風格最有力的象徵之一。愛滋病深深打擊到這些甫獲解放者的核心機構與價值。

草根運動組織很快就出現，致力於取得愛滋病相關資訊以及對抗它的知識。那些驗出陽性的人被告知可以在疾病發作前過個幾年正常生活。愛滋病患運動不只符合人們的心理、身體與政治處境，它所承諾的好處還包括帶來更好的醫療，也許還包括治癒的方法；這點讓它不同於其他形式的運動。

男同志社群傾向以懷疑的態度對待科學與醫學的世界，特別是因為過去醫學曾將同性戀標籤為一種疾病。要介入愛滋病的場域，社群必須和一些非常強有力的科學機構與醫學機構打交道。我們將會看到，愛滋病患運動者以驚人的效率取得愛滋病及其治療的相關資訊並加以傳播。他們也對科學與醫學的辯論有所貢獻，以至於他們最後對愛滋病的研究過程該如何進行發揮了作用，有時候他們還自行進行研究。一個常民團體如何取得這樣的專家技能並如此有效地加以應用，是個不凡的故事。

我們將分成兩個部分來述說這個故事。在第一個部分，我們會追溯愛滋病的科學，紀錄運動者如何在愛滋病研究中發揮越來越大作用的歷史。第一部分的結尾是官方首度批准了愛滋病藥物的使用，而這種藥物的研究在很大的程度上是由常民專家（lay experts）進行的。在第二個部分，我們會進一步紀錄運動者的成功，把焦點放在一個特別有影響力的團體——「愛滋行動」(ACT UP)。

我們將指出常民行動者如何取得並且精煉他們的專家技能，使其能夠對愛滋病藥物臨床試驗的方式進行全面的政治批判與科學批判。醫學體制大致而言接受了此一批判。

第一部

兩年內就有疫苗可用？

愛滋病一開始流行時，很明顯地有很多錯誤的資訊廣泛流傳。大眾對於愛滋病如何傳播出現了道德恐慌。更重要的是，早期關於找到治療方式的公開聲明太過誇張。出席海克勒記者會的科學家，聽到她聲稱兩年內就會出現疫苗時，都皺起了眉頭。當時大概只有十二種左右的病毒疾病研發出有效的疫苗，最近的一種是對抗B型肝炎的疫苗，其問世花了將近十年的時間。海克勒的記者會過了幾天之後，國家過敏與傳染病研究所所長安東尼・弗契醫師（Dr. Anthony Fauci）持更為保留的態度，他告訴《紐約時報》：「老實說……我們不知

道要花多久時間發展疫苗……即使我們能夠發展出疫苗，我們也不知道這要花多少時間。」（引自Epstein，182）

病毒入侵細胞核的DNA（去氧核醣核酸），使得受感染的細胞成為製造更多病毒的地點。實際上，病毒成了身體細胞的一部分。這和細菌很不一樣——和細胞差不多大小的異物很容易辨認出來，而且能夠使用抗生素之類的藥物治療。要消滅掉病毒則必須摧毀每個受到感染的細胞，同時又不能傷害健康的細胞。更糟的是，在病毒持續複製的過程當中，很可能會出現遺傳突變，使得病毒疾病更難治療。

抗病毒藥物的希望

人類免疫缺陷病毒不同於一般病毒之處，在於它是種「反轉錄病毒」（retrovirus）。它是由RNA（核醣核酸）所構成，而非DNA。一般病毒的運作方式是使用它原本的病毒DNA做為藍圖，將細胞變成製造病毒的工廠。病毒的DNA被複製為RNA，然後被用來組合形成新病毒的蛋白質。反轉錄病毒首次發現時就造成了問題。如果它們完全是由RNA所構成，那它們如何複製呢？答案在於一種名為「反轉錄酶」（reverse transcriptase）的酶，這使得RNA能夠複製DNA。這種酶的存在提供了第一個治療的機會。如果你能夠找到一種抗病毒藥劑來消滅反轉錄酶，那麼或許就能夠阻止人類免疫缺陷病毒。早期顯示出一些抗病毒藥物能夠在體外（〔in vitro〕字面上的意義是「在玻璃中」，意即在體外、在試管中）殺死人類免疫缺陷病毒，而帶來了希望。

人類免疫缺陷病毒感染可以用血液檢驗來診斷——受感染的人被稱為「HIV陽性」。受到感染之後，愛滋病的症狀很可能要多年之後才會出現。「完全發病的愛滋病」是由各種伺機性感染疾病所構成的，這是由於身體的免疫系統已經無法應付它們了。「輔助型T細胞」（Helper T Cells）耗竭了，而這種細胞是對抗這類伺機性疾病的關鍵。即便能在「體內」（〔in vivo〕在生命中、在體內）殺死人類免疫缺陷病毒，也不見得能夠帶來愛滋病的療法；因為或許在感染初期就已經對T細胞帶來長期的傷害；又或許人類免疫缺陷病毒的感染，會透過某種未知的途徑干擾自體免疫反應，而這意味著整體而言免疫系統失去了分辨體細胞和入侵者的能力。

無論如何，要找到療法可能是條漫漫長路。要先找到人體能夠安全服用的抗病毒化合物，並訂出不會產生有害副作用的臨床有效劑量，其有效性必須透過在大量病人身上進行臨床控制試驗來確定。最後，它必須先取得法律許可，才能廣泛提供使用。

臨床控制試驗與食品藥物管理局

在沙利竇邁（thalidomide）的醜聞之後（沙利竇邁是研發用來治療懷孕婦女的孕吐症，但在上市後才意外地發現它會導致嬰兒畸形），食品藥物管理局（Food and Drugs Administration, FDA）要求新藥在獲得許可前必須經過廣泛的試驗，這個過程花錢而耗時，新藥的過關一般要花六到八年的時間。

第一屆愛滋病國際學術研討會於一九八四年十月在喬治亞州的亞特蘭大市舉行。出席這些研討會的不只是科學家與醫師，也包括男同志運動者以及媒體人士。這些研討會成為年度的里程碑。會中報告已經開始對六種有潛力的抗病毒藥物進行小規模的試驗，包括一種叫做利巴韋林（ribavirin）的藥物。但距離第一階段的試驗還很遙遠。麻州總醫院（Massachusetts General Hospital）的馬丁．赫希醫師（Dr. Martin Hirsch）在回顧這場學術會議的結論中指出：「要能夠預防或治療愛滋病，我們還有很長的一段路要走；但第一步已經踏出，我們已經上路了。」（引自Epstein，182）

藥命俱樂部

人們正死於愛滋病，他們的支持者對於這樣的審慎感到不耐煩。他們不計一切，嘗試各種辦法來阻止這種致命疾病的進展，不管這些辦法是怎樣地未經證實；而他們很快就開始自力救濟。根據報導，利巴韋林在墨西哥一盒只要兩百美元就可以買到。很快地，這種藥以及其他的抗病毒藥就走私到美國並廣泛地轉售給愛滋病患者。非法的「藥命俱樂部」開始蓬勃發展。有錢的男同志病人成為「愛滋病流亡者」（AISD exiles），他們搬到巴黎，因為那裡可以買到另一種美國尚未許可的藥物。媒體關於洛赫遜這類愛滋病流亡者的報導，讓食品藥物管理局很難堪，管理局因而宣布還在測試中的抗病毒藥物，會根據存在已久的「慈恩使用」(compassionate use）規則提供給病人。這意味著醫師可以請求對末期病人使用實驗中的藥物，作為最後的手段。

資訊計劃

舊金山的同志社群是運動的焦點。「資訊計劃」(Project Inform）是主要的運動研究團體，它是由馬丁・德蘭尼（Martin Delaney）這位灣區的商業顧問、前神學院學生及「利巴韋林」走私者所創辦。目標是要評估新的實驗藥物所能帶來的好處：「不管醫學權威怎麼說，人們就是在使用這些藥物。」德蘭尼告訴那些對於以愛滋社區為基礎的研究抱持懷疑態度的記者：「我們的目標是提供安全、受監測的環境來了解它們有什麼樣的效果。(引自Epstein，189)」雖然德蘭尼沒有科學背景，但他個人很清楚在即將到來的辯論中，關鍵議題會是：在服用實驗藥物時，誰承擔風險？病人還是醫師？

德蘭尼之前曾參與一種治療肝炎的新藥試驗。這種藥物對他有效，但副作用會傷害足部的神經。該試驗遭到中止；由於認為該藥物毒性太強，這種療法從未獲得核准。然而，德蘭尼認為這是場「公平交易」（引自Epstein，18），因為他的肝炎治好了。

美國臨床試驗的主流趨勢是要保護病人免於傷害。國會在一九七四年設立了「國家保護人類受試者委員會」（National Commission for the Protection of Human Subject），提出嚴格的研究準則。此一做法是在回應病人在不知情的情況下被拿來實驗的幾個醜聞。其中最惡名昭彰的是塔斯克吉梅毒研究（Tuskegee syphilis study），這場研究多年來拒絕治療貧窮的黑人農工，以便研究這個疾病「自然的」進程。

德蘭尼則推動讓病人有權利接受可能具有潛在傷害的實驗性治療。這樣的做法似乎是在倒退。

AZT的試驗

社運人士要讓更多人加入實驗藥物治療計劃的努力，在一九八五年達到高潮，那時似乎終於找到一種具有潛力的抗病毒藥劑。AZT（疊氮胸腺嘧錠核苷，

azidothymidine）起先是研發來對抗癌症。這個藥物這方面的用途是失敗的。多年來它一直被閒置在英國製藥公司衛康（Wellcome）在北卡羅來納州的分公司伯勒斯・衛康（Burroughs Wellcome）的架上。國家癌症研究所（National Cancer Institute, NCI）在一九八四年晚期接觸了主要的製藥公司，要求他們提供任何有可能抑制反轉錄病毒的藥物，於是ＡＺＴ在退隱多年後又重出江湖。

在一九八五年二月發現ＡＺＴ是反錄酶的抑制劑，有很強的抗病毒作用，於是馬上進行第一階段的試驗。在對十九個病人進行六週的研究後，發現ＡＺＴ讓十五個病人的病毒停止複製，並增加了他們的Ｔ細胞數量，而有助於減緩一些症狀。ＡＺＴ模仿核酸，當反錄酶將病毒的ＲＮＡ轉錄為ＤＮＡ時，ＡＺＴ似乎騙過了它，使得反錄酶使用ＡＺＴ，而不是ＡＺＴ所模仿的核酸。一旦ＡＺＴ被加入ＤＮＡ鏈當中，反錄酶就停止作用，而病毒也就停止複製。ＡＺＴ的問題是，由於它會中斷病毒的ＤＮＡ合成，有理由相信它可能會對健康細胞的ＤＮＡ有不良影響。

由於安慰劑效應的關係，國家癌症研究所的研究人員在報告他們的研究結果時很謹慎，也許國家癌症研究所的研究人員所報告的效果，是因為病人知道了ＡＺＴ並期待ＡＺＴ有助於治療所帶來的假性效果？他們雖然注意到這個藥物所帶來的免疫反應和臨床反應，但仍警告說這有可能是很強的安慰劑效應。國家癌症研究所建議進行雙盲、有安慰劑控制組的長期研究，以便對ＡＺＴ的潛力做更好的評估。

在伯勒斯．衛康的資助下，此一計劃開始在幾個地點進行新的試驗。在此同時，對愛滋病新藥的試驗變得更為複雜。因為國家過敏與傳染病研究所得到一億美元的經費，開始成立一系列的研究中心，在所長安東尼．佛西領導下，進行評估與測試包括ＡＺＴ在內之幾種有潛力的愛滋病新藥。由於這一系列新的研究計劃和計劃主持人都必須接受評估，因此新中心的成立要花費一些時間。然而，大多數愛滋病病患缺的就是時間。

愛滋病患運動者約翰．詹姆士（John James）在舊金山創辦了《愛滋病治療新聞》（*AIDS Treatment News*）這份通訊，它成了美國愛滋病患運動最重要的出版品。詹姆士原本是電腦程式工程師，並沒有正規的醫學或科學訓練。

詹姆士在《愛滋病治療新聞》第三期的報導指出，即便一切順利，也還要等上好幾個月的時間，才會有大規模的ＡＺＴ研究；而至少還要等兩年，醫師才能夠開AZT的處方。他估計當時的死亡率是每年一萬人，而且每年都會增加一倍，因此兩年的耽擱意味著，將死於疫情的人當中，有四分之三其實是可以得救的，卻會因為藥物研究的進程緩慢而死。

詹姆士認為同志運動者和愛滋病組織所面臨的新任務是：

到目前為止以社區為基礎的愛滋病組織還沒有介入治療的議題，也很少追蹤其狀況……如果有獨立的資訊和分析，我們就可以施加精確的壓力，讓實驗治療得以適當地進行。到目前為止，針對此事所施加的壓力很小，因為**我們必須依賴專家**來解釋目前的狀況。他們只會告訴我們那些不會對他們構成干擾的事情。目前檯面上有想賺錢的公司、想佔地盤的官僚，以及不想惹麻煩的醫師。想要活命的愛滋病患者也得站上檯面。（引自Epstein，195；粗體強調是作者所添加的。）

詹姆士並不認為愛滋病研究者無能或邪惡，而是他們侷限在自己的專業中，而且太過依賴官僚化的研究經費來源，以至於無法客觀呈現及傳達完整的現況。詹姆士相信常民社會運動者自己可以成為專家：「非科學家可以相當輕易地掌握治療的議題；這不需要廣泛的生物學或醫療背景。」（引自Epstein，196）而我們會見到，詹姆士的樂觀不盡然是錯的。

在此同時，AZT的第二階段試驗展開了。一個提前結束的重大研究在一九八六年九月二十日成為頭條新聞。它證明AZT是如此地有效，以致於如果不讓服用安慰劑的控制組服用AZT的話，將會認為是不符合倫理的。衛生部助理國務卿羅伯．溫頓醫師（Dr. Robert Windom）告訴記者：「AZT為某些愛滋病病人提供了延長生命的最大希望。」（引自Epstein，198）因此他呼籲食品藥物管理局盡快批准AZT的使用。在食品藥物管理局與國家衛生研究院的支持下，伯勒斯．衛康宣佈，將免費提供AZT給在過去一百二十天內罹患一種毒性特別強的肺囊蟲肺炎（PCP）的愛滋病患，這是對他們最為致命的傳染病。很多愛滋病病患和醫師認為這個標準太過專斷了，在他們的壓力下，這個計劃擴及到當時所有罹患肺囊蟲肺炎的七千名病人。

食品藥物管理局在沒有第三期研究的情況下，於一九八七年三月二十日批准了AZT的使用，這時距離該藥物的首度試驗只有兩年。使用AZT治療的費用一年大約是八千到一萬美金（這意味著它只能在富裕的西方國家使用），而毫無疑問地，伯勒斯．衛康從這個藥物的獲利是數以百萬美元計的。

對照

AZT第二階段的試驗提早結束，使得研究者面對一個兩難。那使得大家可以更快地取得AZT，但是喪失了在控制的條件下評估其長期效果的機會。臨床控制研究的兩組當中何者得到最佳治療的不確定狀態，稱為「對照」（equipoise）。如果有一種明顯較佳的療法，那麼繼續進行控制試驗是不合倫理的。就AZT的案例而言，國家衛生院（NIH）的資料與安全監控局（Data and Safety Monitoring Board）提早將其「解盲」（unblinded）。他們的結論是對照已經不存在了：統計學證據已經顯示出研究中的兩組在治療上的差異。

對照聽起來是種很好的理想，但實際上要如何能夠輕易實現卻不清楚。研究者是否真的曾經處於不確定的狀態？在控制實驗剛開始的時候，必然有些證據顯示一種藥品的有效性，否則就根本不會拿它來實驗了。相當著名的例子是約拿・沙克（Jonas Salk）面對這個兩難的方式。他很確定其所研發的小兒麻痺新疫苗是有效的，所以他反對進行雙盲安慰劑研究。他認為這種研究意味著，一些人會在不必要的情況下罹患小兒麻痺。其他的研究者挑戰沙克的立場，宣稱如果沒有這種研究的話，疫苗無法廣泛取信於醫師與科學家。（引自Epstein，201）對照的觀念很明顯地涉及對藥物的可信度進行複雜的社會與政治判斷；此外，這種判斷是由研究者替病人做的。

病人的死亡人數

臨床試驗中的病人並非被動的研究受試者。在美國，病人總是利用臨床試驗來及早取得研究性的藥物。幾乎是當新藥離開研究室不久，愛滋病患運動者就會將這消息公諸於世，病人們爭先恐後地要參與愛滋病臨床試驗。

對愛滋病患運動者而言，AZT試驗有兩個面向特別令愛滋病患運動者不安。由於控制組拿到的是安慰劑，這意味著最終試驗成功與否的判斷標準，在於安慰劑組的死亡人數夠不夠多。用直白的方式來講，成功的研究需要有足夠數量的病人死掉。他們認為這是不符合倫理的。第二種批評是針對這種研究嚴格的程序要求：禁止受試者服用任何其他的藥物，包括那些可能預防致命感染的藥物。

從事這種試驗的研究者很快就指出，使用安慰劑是了解新藥有效性最快的方法，因此長期而言能夠拯救性命。他們引用過去的案例指出，某些宣稱有益的新藥，在經過臨床控制試驗後證實沒有用處，有時甚至有害。社運人士回應時指出，要進行控制實驗還有其他的選項，而不需要使用安慰劑。例如，治療組的資料可以和其他愛滋病人的配對世代（matched cohorts）資料做比較；或是研究中的病人可以和自己過去的醫療紀錄做比較。越來越多的癌症研究使用這樣的步驟。

隨著越來越多的地下管道提供走投無路的病人愛滋病藥物，完美控制的臨床試驗場景究竟有多精確呢？雖然研究者使用獨立的試驗來確保病人遵守醫囑（例如監測病人的血液來偵測私下使用藥物），並且宣稱一般而言，病人的確遵照程序，但是從愛滋病藥物試驗的真實世界傳出的說法卻不太一樣。艾普斯坦（Epstein）如此形容事情的狀態：

從各處流出謠言：有些病人試著和其他的研究受試者交換混用藥物，以減少他們被分配到安慰劑的風險。邁阿密的病人學會將膠囊打開嚐其內含物的味道，透過AZT的苦味和安慰劑的甜味來加以區別。伯勒斯．衛康的研究主任大衛．拜瑞醫師（Dr. David Barry）抱怨，在公司的歷史上從來沒有研究受試者在安慰劑控制試驗中打開藥物的膠囊（不過這個說法有點難以置信）；他很快就指示藥劑師要把安慰劑做得和AZT一樣苦。但是報導指出，邁阿密和舊金山的病人接著就把藥物拿給其他地方的藥劑師化驗。（引自Epstein，204）

重新界定醫病關係

「不遵醫囑」（noncompliance）是醫療專業長久的顧慮。然而就愛滋病人這個案例而言，其所發生的狀況更加激進。病人（或其所偏好的稱謂「有愛滋的人」，people with AIDS）重新協商醫病關係，使其成為更為平等的夥伴關係。

一九六〇年代與一九七〇年代的女性主義健康運動與自助運動，已經顯示這是可以達成的目標。同志社群有許多同志醫師（其中有些是HIV陽性），這種關係的重新界定可視為對醫師和病人都有利。

新的夥伴關係意味著病人必須開始學習生物醫學的語言。有許多病人的教育程度良好（雖然他們學的不是科學），而毫無疑問地這點很有幫助。以下是一位愛滋病人對此一過程的描述：「我擔任越來越主動的角色，騷擾所有的醫師：沒有任何解釋會技術性太高而無法克服，即便這需要我動用所有關係打一連串電話。學生時代我的科學成績從來沒有高於C，因此一頭栽進了文學；但現在我把自己關在實驗室，像個準備考醫學系的學生一樣執迷於拿到A，艱澀的知識和原始資料一天天地轉變為論述的語言。」（引自Epstein，207）

醫師們也如此地目睹了相同的過程：「你告訴某些人說你要把點滴管插到他的胸部，然後他回答：『不，醫師，我不要在下鎖骨動脈（subclavian artery）插灌流管（perfusion）。』[2]他用的是你所建議採取之步驟的正確術語。」（引自Epstein，207）隨著愛滋病人取得更多相關資訊，在臨床試驗中越來越難把他們同時作為「病人」、「研究受試者」與「共同研究者」的角色區分開來。

社運人士對於安慰劑研究的批評在一九八七年又重新出現，那時已經開始清楚了解，AZT以及其他的抗病毒藥物如果在任何症狀出現之前及早服用的話，會更加有效。一些臨床試驗開始做AZT的早期投藥，並使用安慰劑組做為控制組。進行此種試驗的研究者認為，就這樣的案例而言，AZT潛在的毒性效果可以平衡對安慰劑的批評。那時還不確定AZT的早期投藥是否有效，而安慰劑組的受試者不會受到AZT毒性的影響，因而實際上可能對他們的健康有益。然而，參與試驗的愛滋病患卻有不同的看法，特別是他們在試驗期間不能服用平常服用的藥物。一位參與試驗的試驗者發現自己被分配到安慰劑組時說：「如果他們只是坐在那裡什麼也不做，等著看我得到肺囊蟲肺炎或其他的疾病，操他們的！我可沒有同意把我的身體捐給科學。」（引自Epstein，214）此人也坦率承認他在研究期間服用了愛滋病地下團體走私的非法藥物。這種試驗嚴格的程序禁止了重症患者服用他們的藥物，這讓社區醫師感到驚駭。這些醫師越來越同情社運人士，他們試著找到方法來避開病人和研究受試者所面臨的兩難。

以社區為基礎的試驗

病患團體和社區醫師後來提出一種既簡單又激進的解決辦法。他們合作設計專屬於自己的試驗。這種試驗可以避免官方試驗所面臨的官僚延宕；可以避免使用安慰劑這種在倫理上可疑的做法；而且由於醫師和病人之間密切的合作關係，他們更能確保遵從醫囑。位於舊金山與紐約的兩個社區組織在官方甚為懷疑的情況下，於一九八〇年代開始對新藥進行試驗。這樣的創新做法特別適合不需要使用高科技醫療設備的小規模研究。出乎意料地，藥廠也成為此種新做法的盟友，因為藥廠對國家過敏與傳染病研究所官方試驗的官僚延宕日益不耐煩。

這種社區試驗最早的成功案例，是用來治療肺囊蟲肺炎的羥乙磺酸戊烷脒噴霧劑（aerosolized pentamidine）。國家過敏與傳染病研究所計劃試驗這種藥，但是光籌備工作就花了一年以上的時間。社運人士懇求國家過敏與傳染病研究所所長弗契（Fauci）起草批准此一藥物的聯邦政府指南。弗契拒絕了，其理由是缺乏這種藥物有效性的資料。社運人士在會面後宣布：「我們會自己試驗這個藥物。」而他們真的進行這樣的試驗。在國家過敏與傳染病研究所拒絕提供經費的情況下，舊金山與紐約的社區團體在沒有使用安慰劑的情況下試驗此一藥物。食品與藥物管理局在仔細檢視相關資料之後，於一九八〇年批准了羥乙磺酸戊烷脒噴霧劑的使用。這是該局有史以來第一次只根據以社區為基礎的研究，而批准一種藥物。（引自Epstein，218）

毫無疑問地，社運人士和製藥公司以及主張解除管制者所組成的權宜聯盟，對食品藥物管理局構成越來越大的壓力。但這無法否定社運人士的科學成就，就科學專家技能而言，這點非同小可。常民團體不只取得充分的愛滋病科學的專家技能，而且他們在醫師的幫助之下確實能夠介入研究，並執行他們自己的研究。此外，他們的研究可信度獲得食品藥物管理局這個美國最強大的「科學—法律」機構之一所認可。

第二部

在回溯社會運動介入的早期歷史，並記錄它們初步的重大成功之後，我們在第二部中將描述臨床試驗科學如何進一步徵用社會運動者的專家技能。我們會見到，社會運動者對臨床試驗的激進批評，最後成為受到認可的觀點；這意味著對於這種試驗該如何進行的醫學看法，出現了重大的改變。

愛滋行動

在一九八〇年代中期，一個新的愛滋病患運動組織站上了舞台的中心。「愛滋行動」（ACT UP，the AIDS Coalition to Unleash Power）很快就在紐約、舊金山以及其他美國大城市建立支部。到了一九九〇年代，在歐洲、加拿大與澳洲的城市都有這類組織，「愛滋行動」成為最有影響力的愛滋社運團體。

愛滋行動搞的是激進的街頭政治：「打破成規」。一九八八年秋天在哈佛醫學院開學日，出現一場典型的愛滋行動示威。他們穿上醫師袍、戴著眼罩和鎖鏈，在人行道上噴灑假血，呼喊的口號是：「我們來這裡吐槽哈佛所謂的好科學！」社運人士向哈佛的學生介紹一個諷刺的「愛滋一〇一」課程綱領。內容包括：

- 有愛滋的人（PWA's，People with AIDS）——是人或是實驗室的老鼠？
- AZT——這種具有高度毒性而沒辦法治癒愛滋病的藥物，為何耗用了百分之九十的研究資源？
- 哈佛執行的臨床試驗——受試者是真正的志願者或受到強迫？
- 醫學菁英主義——追求優雅的科學是否會導致我們的社群遭到毀滅？（Epstein，1）

愛滋行動的政治訊息之一是，愛滋病乃是一種透過忽略來進行的族群屠殺。由於雷根政府的漠不關心和頑固，愛滋病四處傳播，而除了有高度毒性的AZT之外，還看不到有其他的治療方式。愛滋行動最早的目標之一是食品藥物管理局，社運人士把它稱為「聯邦死亡局」（FDA，Federal Death Agency）。抗議活動的高潮出現在一九八八年十月，數千名示威者聚集在食品藥物管理局的總部，戴著外科手套的警察逮捕了兩百名示威者。這件事所引發的媒體注意，以及接下來和食品藥物管理局的協商，意味著政府首度承認社運的主張是嚴肅與正當的。

和動物權這類社運抗議活動不同，愛滋行動並不把科學體制視為敵人。他們在公開場合透過廣為宣傳的抗議活動來施加壓力，私底下則願意和科學家接觸並提出他們的主張。社運人士的確越來越把注意力放在科學家身上。就影響公共意見而言，食品藥物管理局是個強而有力的象徵，然而真正重要的是能夠進入國家過敏與傳染病研究所和國家癌症研究所，並且說服它們以不同的方式進行臨床試驗。這意味著要介入食品藥物管理局所謂的「好科學」。

談論「好科學」

《愛滋治療新聞》在一九八八年宣佈新的議程：「最重要的問題是哪種治療真的有效，證據要如何蒐集、評估與快速而有效的運用」（引自Epstein，227）。

接下來的三年，社運人士發展出三條戰線的策略：1、強迫食品藥物管理局加快新藥核准的速度；2、增加臨床試驗之外的新藥取得管道；3、改變臨床試驗，讓它們「更人道、更相關也更能夠產生值得信任的結論」（引自Epstein，227）。第二點和第三點尤其意味著擺脫臨床試驗的標準思維。要吸引病人參加臨床試驗，正常的做法是創造能有效賄賂病人的條件：在臨床試驗之外，藥物的取得是受到限制的。愛滋運動者的看法則相反：限制藥物的取得是臨床試驗遭到許多困難的原因。德蘭尼有以下的論點：

> 限制的政策……本身就在摧毀我們執行臨床試驗的能力……全國各地的愛滋研究中心都提到〔受試者〕廣泛同時使用其他的治療、經常訴諸欺騙甚至賄賂來加入研究、病人混合藥物並加以交換，以減低被分發到安慰劑組的風險、病人得知他們被分配到安慰劑時很快就退出研究……這是強迫病人把臨床試驗當成唯一治療選項所帶來的直接後果……如果病人有其他辦法取得治療，就沒有必要把他們強迫塞進臨床研究。留下來的自願者的行為，可能會更像是純粹的研究受試者，而不是在走投無路下為了保命而加入研究。（引自Epstein，228）

這是個聰明的論點，因為它並沒有拒絕臨床試驗的觀念，而是指出能讓這種試驗變得更可靠的辦法。要推動這樣的論點，社運人士就必須更深入科學家和醫師的專門領域——實際上，社運人士必須告訴醫療體制該如何進行更好的試驗。

正如前面所指出，社運人士一開始通常都沒有科學的背景。不凡的是，他們很快就取得新的聲望。醫師和科學家看到他們擁有驚人的知識，以及有關愛滋病及其療法的專家技能。最先看到這些嶄露頭角的專家的，是實際從事醫療的醫師。社運人士很快發現醫師向他們尋求建議。紐約市藥命俱樂部的主任引述：「一開始整個紐約都會區大概只有三個醫師會跟我們點頭打招呼……現在每天至少有十通醫師的電話向我們尋求建議。欸，我受的訓練可是歌劇演唱。」（引自Epstein，229）

當然有些社運人士擁有醫學、科學或藥理學的背景，這樣的人很快就成為新加入者的老師。但大多數的領導人起先完全都是科學生手。紐約愛滋行動的治療與資料委員會（Treatment and Data Committee）領導人馬克・哈靈頓（Mark Harrington），就像許多社運人士一樣擁有的是人文背景。在加入愛滋行動之前，他是個劇作家：「我所擁有或許唯一相關的科學背景，是小時候父親一直都有訂閱《科學人》，我讀了這本刊物，所以不像很多人那樣會畏懼科學。」（引自Epstein，230）哈靈頓熬了一夜，列出所有他必須要了解的術語名單。這後來成了五十三頁的詞彙解釋，發給愛滋行動的所有會員。

當其他的社運人士首度碰到醫學科學的技術性語言時，他們感到難以應付；但他們經常指出，就像學習任何新的文化和語言一樣，只要接觸得夠久，這些東西似乎就開始熟悉起來了。布琳達・連恩（Brenda Lein）這位舊金山的社運人士，如此描述她首度參加愛滋行動的地方聚會：

> 我走進大門就完全震懾了，到處都是名詞縮寫，我不知道他們在講什麼……漢克（Hank Wilson）走過來交給我一疊約一呎厚、關於顆粒球巨噬細胞株刺激因子（granulocyte macrophage colony-stimulating factor）的文獻，然後說「把它們讀完」。我看了一眼，然後把它帶回家，開始在房間讀了起來……我必須承認我一個字也看不懂。但是在讀了十次之後……這就有點像次文化一樣，不管是衝浪或是醫學，你就是必須掌握行話，但只要你經歷過之後，就會發現它不是那麼的複雜。所以一旦我開始了解那種語言，那麼一切就沒有那麼嚇人了。（引自Epstein，231）

社運人士使用大量不同的方法來浸淫在科學文化之中，包括參加科學學術會議、閱讀研究規程，以及向運動內、外持同情態度的專業人士學習。正如某個社運人士所說，他們所使用的學習策略是「逆練」。他們會從一個特定的研究計劃入手，接著由此回溯學習藥物作用的機轉，以及任何他們所需要的基礎科學。社運人士認為，他們必須能講期刊論文和學術會議廳所使用的語言，才能有效的參與。換言之，他們了解到必須加入體制專家的遊戲來加以挑戰。於是，一旦研究者對他們不尋常的外貌見怪不怪之後，他們似乎就能得到專家的注意力。艾普斯坦（Epstein）描述布琳達．連恩的經驗：「我一個耳朵戴著七個耳環，理個龐克頭，穿著破爛的舊夾克走了進去，裡面的人的反應就像：『來了個什麼都不懂的街頭運動家』……。可是當她一開口講話，並且展現出能夠聰明地加入對話時，連恩發現，不論研究者一開始有多不情願，他們都傾向於嚴肅地對待她的關切」（Epstein, 232）。

或者正如一位臨床試驗權威所說，「大概有五十個人出現，拿出他們的錶在眼前晃著晃著，以此來呈現他們的時間正在分分秒秒流逝……我敢保證從紐約來的愛滋行動團體讀了我寫的所有東西……而且他們會引用任何有助於他們

目的的文字。這真是個讓人印象深刻的經驗。」（引自Epstein，232）

有些愛滋病科學家剛碰到這些社運人士時，無疑是抱持敵意的。報導提到，人類免疫不全病毒發現者之一的羅伯・蓋洛（Robert Gallo）說：「我不在乎你叫它愛滋行動、愛滋反動或愛滋不動，這些人絕對沒有什麼科學知識。」（引自Epstein，116）蓋洛後來在談到社運人士馬丁・德蘭尼時說：「這是我一生在所有領域遇到最令人印象深刻的人之一……不是只有我說我們的實驗室可以雇用他。」蓋洛形容，某些治療運動人士所取得的科學知識程度「令人難以置信之高」：「他們所知之多，以及他們當中有些人的聰明程度，有時候令人感到害怕。」（引自Epstein，338）

社運人士開始贏得盟友

到了一九八九年，社運人士開始讓一些最有力的科學家接受他們的看法。連國家過敏與傳染病研究所的所長弗契都開始和他們對話。弗契告訴《華盛頓郵報》：「這些人一開始明顯厭惡我們……我們也同樣討厭他們。科學家說：所有的試驗都應該受到限制、嚴格而緩慢。同志團體說：我們是在官僚殺人。等到硝煙散去之後，我們了解到他們的批評有許多是絕對合理的。」（引自Epstein，235）社運人士論點的重要性，終於展現在一九八九年六月於蒙特婁舉行的第五屆愛滋病國際會議（the Fifth International Conference on AIDS）。抗議者擾亂了開幕典禮，向某些汲汲於營利的製藥公司示威，並以正式的海報提出他們對藥物管制與臨床試驗的看法。社運領袖和弗契會面，並取得他支持他們所提出的「平行軌道」（Parallel Track）觀點。在這樣的計畫下，在進行試驗的同時也會提供藥物給不願意加入臨床試驗的病人。科學家擔憂這是否會導致更少的病人願意加入試驗，但是在採用平行軌道之後，病人仍舊繼續報名參加試驗。

社運人士同時也讓隨機控制試驗的某些形式規則受到質疑。蒙特婁會議最主要的突破，是紐約的愛滋行動團體準備一份特別文件，批評國家過敏與傳染病研究所的臨床試驗。這些試驗的主要生物統計學家蘇珊・愛倫伯格（Susan Ellenberg）回憶當時在蒙特婁急著要拿到這份文件：「我走進庭院看到這群男人，他們留著可笑的髮型、戴著耳環、穿著肌肉男的T恤，我幾乎嚇到了。我實在很猶豫是不是要跟他們接觸。」（引自Epstein，247）

愛倫伯格在讀過這份文件之後驚訝的發現，她同意社運人士的某些論點。回到實驗室後，馬上組織一場醫療統計學者會議，進一步討論這份文件。這顯然是場不尋常的會議。她說：「我這一生從來沒有參加過這樣的會議。」（引自Epstein，247）

另一個參與者說：「我想如果有人從窗戶看見這場會議，卻聽不見我們在講些什麼的話，絕對不會相信這是一群統計學家在討論臨床試驗該怎麼進行。我們極為興奮，但也有許多意見的分歧。」（引自Epstein，247）

社運人士的論點讓統計學者印象如此深刻，以至於愛滋行動的成員以及其他的社區組織受到邀請參加這群統計學者的例行會議。這場辯論的重點是，將臨床醫療雜沓的現實狀況列入考量的所謂「實用」（pragmatic）臨床試驗，在科學上是否比較好。社運人士在這裡接上了生物統計學家對於臨床試驗究竟該是「挑剔的」（fastidious）或是「實用的」的漫長爭議。實用的臨床試驗的工作假設是，試驗應該盡可能反應真實世界的混亂，以及一般醫療病人的異質性。某些擁有癌症臨床試驗經驗的生物統計學者已經相當熟悉這種實用的考量，並且已經在其研究的試驗方法中採取不同而較具彈性的思維。挑剔的做法則偏好「乾淨的」安排，使用均質的團體。挑剔的做法的問題是，雖然可能帶來更為乾淨的結果，但這樣的結果卻可能無法應用於實際的醫療，因為病人可能會服用不同的藥物。

常民專家的經驗

社運人士有怎麼樣的專家技能？還是他們只有政治力量？科學家總是傾向避免讓政治干預工作，特別是沒受過訓練的外行人的干預。社運人士如果沒辦法提出任何專家技能的話，他們的政治操作只會讓科學家更加反感。

社運人士之所以能達成效果，是因為他們能供某些真正的專家技能，而且他們也彰顯出其專家技能。首先，是他們對罹患愛滋者的需求有著豐富的經驗，這意味著他們很熟悉受試者加入研究的理由，以及要如何有效地說服他們遵守研究的規程。弗契形容這是「關於在社區中要怎樣做才有效的……驚人本能……關於試驗如何能夠成功，他們的掌握或許比研究者還強」（引自 Epstein，249）。社運人士也能扮演特別有價值的中間人角色，向罹患愛滋病的人解釋特定試驗的優缺點。

但他們的專家技能還不僅止於此。在學習科學的語言之後，社運人士能夠把他們的經驗轉譯成對臨床試驗標準方法的有力批評。他們用科學家能夠理解的架構提出批評，而迫使科學家回應。這是我們在《不羈科倫》所討論的坎布里亞的牧羊人所無法做到的。社運人士相當幸運，因為當他們提出這些關切時，一些生物統計學家也得到了大致相似的結論。

社運人士和科學家遭遇的過程中，最吸引人的面向之一是雙方的交流。例如，當社運人士學習到更多有關臨床試驗的細節時，他們開始看出為何在某些情況下安慰劑的研究是有價值的。因此在一九九一年的一場論壇中，愛滋運動者吉姆・艾戈（Jim Eigo）承認，雖然起先他看不出有何使用安慰劑的需要，但現在了解在某些情況下，即便短暫的試驗可以很快回答重要的問題時，但使用安慰劑仍有它的好處。

當愛滋運動者擁抱「混亂的真實世界」的臨床控制試驗模型時，有些人則從實際的研究經驗受到教訓。「資訊計畫」的馬丁・德蘭尼承認，在執行了一次沒有使用安慰劑的爭議性臨床試驗之後，他發現「真相是，得到答案所需要

的時間比我原先的設想更長。」（引自Epstein，258）

教老狗新把戲

《新英格蘭醫學期刊》在一九九〇年十月連續出版了兩篇「觀念迴響」（Sounding Board）的論文，彰顯了社運人士成功地讓臨床試驗更為病人導向。其中一篇的作者是一群重要的生物統計學者，他們主張重新修改食品藥物管理局核准過程的階段，駁斥臨床試驗需要均質人群的說法，並且主張對臨床試驗受試者的參與標準採取更有彈性的判準。他們在結論中主張讓病人參與臨床試驗的規劃。第二篇論文的作者是著名的史丹佛大學愛滋病研究者，標題是〈你可以教老狗新把戲：愛滋病試驗如何開創新的策略〉（You Can Teach an Old Dog New Tricks: How AIDS Trails are Pioneering New Strategies），他同樣探討彈性的主題，以及如何確定試驗的兩組都能夠提供病人好處。醫學倫理學者很快就加入行列，支持愛滋病試驗進行方式的新共識。試驗確實開始根據社運人士原先所建議的規程來進行。另一個勝利是，國家過敏與傳染病研究所開始招募越來越多樣的人群來參加試驗。

在下一屆的愛滋病國際學術會議，愛滋病研究體制已經接納了社運人士，所以他們是站在講台上發言，而非在會議室後方喊話（引自Epstein，286）。安東尼．弗契在會議中的演講宣佈：「關於臨床試驗，他們有些人的知識程度要遠超過許多科學家所能想像。」（引自Epstein，286）

社運人士成功使用科學的語言，帶來一個弔詭的後果：意味著新一代的社運人士日益覺得和老一輩社運人士疏離。的確，在「專家常民」（expert lay）社運人士與常民常民（lay lay）社運人士之間出現了緊張和分裂。一位紐約社運人士反思：「人們站在學習曲線的不同點……有些人罹患了愛滋病、對愛滋病懂得不少，（但）完全不懂愛滋病研究——一竅不通。在學習曲線的一端，有些人從來沒有見過臨床試驗，他們住的地方不是進行臨床試驗的城市；而另一端則是馬克．哈靈頓和馬丁．德蘭尼。」（引自Epstein，293）

根據科倫的科學模型（Golem model of science），專家技能的分化正是我們所預期會發生的。專家技能是透過實作而辛苦習得的。一個罹患愛滋病的人或許是關於疾病如何影響病人的專家，但這不會讓他變成執行臨床試驗的專家。而正是後面一種專家技能使得社運人士贏得科學家的注意，如果新一輩的社運人士也想要有任何影響力的話，他們也需要變成專家。

有些愛滋病患運動者隨著他們逐漸日益浸淫於愛滋病的科學之後，在治療的評估上甚至變得「比科學家還科學」。有一個著名的場面是，一群知名的社運人士痛批一位頂尖愛滋病研究者試圖事後（post hoc）將樣本重新分組，來製造出最好的臨床試驗資料，以便宣稱具有某種的效力。有些社運人士拒絕將愛滋病的另類療法列入考量，甚至也有些人考進醫學院以便接受正規的科學訓練。

社運人士不是均質的團體，在團體內部和不同的團體之間都會出現緊張與分裂。相較於舊金山的團體，一般認為紐約社運人士和正統科學的結合更為緊密。但即便是紐約的社運人士也仍舊堅稱，他們的專家技能有一核心成分在於他們是經歷愛滋病生死的社群成員。他們對於病人世界的經驗，使得他們擁有醫療專家無法取得的某些東西，除非醫療專家也得了愛滋病或者也是同志社群的一份子。

雖然一九九〇年代社運人士繼續對其他的議題有所貢獻，像是雞尾酒療法的辯論，或是評估愛滋病嚴重程度的替代指標（surrogate markers）的功用；然而，他們最讓人震撼的勝利，是在臨床試驗這個場域中取得的。實際上，這群常民成功地重新框架臨床研究的科學做法：他們改變其構想與執行的方式。

此一成功告訴我們，科學不是只有具備資格的科學家才能從事的。就好像常民能夠取得修水管、木工、法律與房地產的專家技能一樣，他們至少可以在科技的某些領域取得專家技能。在某些領域，他們所擁有的經驗或許比合格的專家還更為重要。然而正如本章所指出，讓這樣的專家技能獲得認可是關鍵的課題；而愛滋病患運動者正是能夠做到這一點。

CHAPTER 8

疫苗注射與父母的權利：MMR（麻疹、腮腺炎與德國麻疹）三合一疫苗，以及百日咳

個人選擇與集體益處之間的緊張關係，沒有比兒童疫苗接種這個案例更顯著的了。對人群進行相當全面的疫苗接種，可以完全消滅某些疾病。因此，世界上已經消除了天花這個可怕的威脅。它消滅得如此徹底，除非少數一兩個還保存著人體外之天花病毒的地方出現意外或恐怖主義攻擊，或是它自然重生或重新發明，否則就再也不會有人需要接種疫苗來預防此一疾病。然而，只需要人口中有相當高比例（而非百分之百）接受疫苗接種，即可消滅一種疾病。因此，如果你是個不喜歡疫苗接種的人，只要有足夠的其他人接種疫苗，就會帶

來「群體免疫」(herd immunity)，即可為你帶來保護，你自己便無須接種。不幸的是越多人這樣想的話，群體免疫就越不可能達成，也就越不可能消滅疾病，因為如此一來人口中就會有更多潛在的帶原者。

這種典型的情境，其邏輯就像是著名的「囚徒的兩難」：你永遠無法確定，究竟是直接追求你所想要的會得到更多報酬，或是提出較少的要求才會得到更好的報酬——這一切端賴其他人怎麼做而定。想像有兩個囚犯彼此無法互相溝通，但分別被告知他們：「如果你背叛另外一個囚犯，而對方沒有背叛你的話，你就會被釋放，對方則會坐牢十年；如果你背叛他，而他也背叛你，那麼你們兩個人都會坐牢十年；如果你們兩個人都沒有背叛對方的話，那麼你們兩人都會坐牢一年」。把疫苗注射當成類似於在監獄裡關一年，而感染該疾病就類似在監獄裡關十年。如果每個人都接種的話，那麼每個人都關一年；如果沒有人接種的話，那麼每個人就都會被關十年；如果其他的人都接種，而你不接種，那你就被釋放。

MMR三合一疫苗

在我們要討論的案例中，坐牢一年對應的是麻疹、腮腺炎與德國麻疹的三合一疫苗（measles, mumps and rubella vaccine，簡稱MMR），但實際上情況卻更糟。任何父母都會願意在監獄裡待一年來交換小孩子不要得到自閉症——有人宣稱部分案例的自閉症是接種了MMR疫苗的後果。如果你是父母，你怎能自願讓你的小孩接種可能對其一生帶來如此可怕影響的疫苗呢？

但有沒有比讓你的小孩子曝露於自閉症風險還要更糟的事情呢？這個案例是否有對應於坐牢十年的東西呢？答案是有的：這裡對應的是麻疹。有一小部分得到麻疹的案例，會導致病患嚴重的腦部傷害。麻疹導致腦部傷害的案例是否比自閉症還糟糕，這點很難講；這要看病人病情的嚴重程度而定。但是你的小孩如果感染麻疹的話，腦部受到傷害的可能性，要比接種MMR疫苗而得到自閉症的可能性來得更大。

當然理想的狀況是同時避免這兩者。如果你拒絕讓小孩子接受MMR疫苗接種，而其他接種疫苗的人多到足以成功壓制這些疾病的流行，那你就能夠達到這個目標。這種狀況就等同於完全不用坐牢。麻煩的是，如果有太多父母都這樣想，那就會帶來麻疹的流行，你的行動就會導致許多小孩子感染麻疹和腦部受到傷害，而且你自己小孩得到麻疹的機會也會變高。

但這樣的類比是藉由忽略更深刻的問題，來讓計算變得簡單。這裡更深層的問題是，到底接種MMR疫苗是否會帶來罹患自閉症的風險？我們知道以下的事實：有些小孩子在出生幾年後出現自閉症的症狀，這差不多是一般注射MMR疫苗的時間。由於自閉症的發作和MMR疫苗的接種，恰巧在小孩子的同一年齡期，因此自閉症的發作有時候會在疫苗接種之前，有時候會在疫苗接種之後。現在我們考量一下那些在自閉症發作之後接受疫苗接種的小孩子；由於大家都知道這個世界的運作方式，因此沒有人會認為是自閉症發作導致了MMR疫苗的接種。另一方面，就那些疫苗接種之後才出現自閉症的案例而言，懷疑疫苗接種導致自閉症是相當合理的。而如果有人大肆宣揚這兩者之間有因果關係的話，那麼父母就更可能把純粹的時間順序看成是因果關係。因此不管實際上是否真的有因果關係，父母很容易相信小孩的自閉症是之前的疫苗接種所導致。

就最近關於MMR疫苗的恐慌而言，新聞記者強化了父母的不安，這些記者為了尋求報導的「平衡」，因此傾向於把問題呈現為醫學專家和父母之間的對立，同時賦予父母的觀點和專家的觀點同樣的份量。因此《西方郵報》（〔*Western Mail*〕這份刊物自稱是「威爾斯的全國性報紙」），在二〇〇二年九月三號的頭版用了以下頭條標題：母親宣稱MMR疫苗和自閉症有新的關聯。該則報導的段落如下：

昨夜浮現的新證據顯示，MMR三合一疫苗和自閉症有關。

威爾斯學童某甲的父母發現，某甲的血液和消化器官都感染了MMR疫苗所使用的相同麻疹菌株。他們擔心如果疾病散播到小孩腦部，他的情況會惡化。

現年某歲的某甲，兩歲時診斷出罹患自閉症和嚴重的腸胃道問題，這發生在他接種了用來預防麻疹、腮腺炎與德國麻疹的三合一疫苗不久之後。住在新港（Newport）附近的某甲母親聲稱，除了在幼兒時期接種的疫苗之外，她相信這孩子是不可能從其他的管道感染麻疹的。

> 這位太太說：「我們多少知道事情就是如此，因為就我所知，某甲除了疫苗之外從未曝露於此一麻疹菌株。」
>
> 專門檢驗發現，病毒的菌株和MMR疫苗所使用的麻疹菌株相同。如今某甲的情況必然會導致其他父母在子女接到接種MMR三合一疫苗的要求時，有所擔心。
>
> 這位太太一直認為她兒子的病情是由MMR疫苗的不良反應所導致。

結果顯示，關於這種因果關聯最初發展出來的醫學證據，是來自於此類的父母憂慮；在還沒有任何相關的科學研究報導之前，就已經出現這種憂慮了。率先討論此一主題的論文作者群感謝「那些提供此一研究最初動力的父母們」。（其主要作者是安德魯．魏克菲爾德〔Andrew Wakefield〕）。[1]這份報告報導了十二個注射MMR疫苗之後出現行為異常的兒童案例，其中有八個案例是父母或醫師注意到兩者之間的關聯。這八個案例的報告指出，疫苗接種和症狀發作之間的時間間隔分別是一周、兩周、四十八小時、「馬上」、一周、二十四小時、兩周與一周。我們很容易了解，這些苦惱的父母在試著理解他們和孩子為何會遭遇這種悲劇時，會找出發病之前小孩生活中最顯著的事件。然而這篇論文的作者承認，他們「無法證明麻疹、腮腺炎與德國麻疹三合一疫苗與上述症狀之間有所關聯」，在只有這種證據的情況下，他們的確不能。這篇論文的主要目的是要找出腸道異常和行為失調之間的關聯。我們不知道前者這種關聯是否合理成立，但即使成立，疫苗接種與腸道異常之間的關聯也無法合理成立。

從MMR疫苗接種到腸道異常到行為異常之間，缺乏合理成立的因果關聯——這樣的因果關聯沒有花費多年的時間是不太可能建立的——那就還需要其他種類的證據，這樣的證據可以透過針對整個人口的統計來找出，而不是任何單一個案或少量的個案。換句話說，一旦我們瞭解了背景數字（background number）——自閉症在人群中的分佈與發作年齡的分佈，以及MMR疫苗接種的模式——我們就可以追問，相較於疫苗接種之前，在疫苗接種之後自閉症發作的個案是不是顯著更多。此外，我們可以檢視整個人口在引進疫苗接種之後，自閉症模式的改變。

該篇原始論文承認有證據顯示自閉症來自於遺傳——罹患自閉症的男孩比女孩多，同卵雙胞胎兩者同時出現自閉症的可能性，高於異卵雙胞胎兩者同時出現自閉症的可能。在討論人口統計學時，作者魏克菲爾德說證據並不清楚，但其他大多數人似乎認為人口統計學的證據是反對疫苗與自閉症的關聯。

研究人口疾病的流行病學家發現，ＭＭＲ疫苗和自閉症的發生之間，並沒有可測量的過高關聯。這強烈顯示，父母是錯誤地將前後關係視為因果關係。當然，流行病學研究由於其統計學的性質，無法消除掉有非常非常少數的兒童受到疫苗影響的可能性。也許有一兩個父母認為疫苗接種的確會導致其小孩罹患自閉症，即便他們的關切有某種基礎，但幾乎可以確定的是，讓小孩子曝露於麻疹這種疾病的風險，要遠大於疫苗相關的風險。來自於疫苗的風險是小到人口統計學所無法偵測的，而和麻疹有關的風險則在人口統計學中相當顯著。

儘管有著這樣的統計，父母的憂慮由於報章而變得具體且醒目，並受到那些反對ＭＭＲ疫苗以及反對任何疫苗接種的網站所強化。二〇〇二年二月的調查顯示，總共有二十二個反對疫苗接種的網站。[2] 作者的結論是這些網站：「表達對疫苗安全性的各種關切，以及對醫學不同程度的不信任。這些網站強烈依賴情緒訴求來傳達其訊息」。他們發現這些網站當中，有百分之五十五包括了「據說兒童受到疫苗傷害或害死的情緒化故事」（3245）。這些網站當中有四分之一刊出兒童受苦的照片。論文的作者評論說：「這類所謂不良反應的視覺影像，會讓父母在面對是否接種疫苗的決定時感到很不安」(3247)。他們指出，這類的影像現在可能是大佔優勢的，因為「隨著小兒麻痺等相關疾病的消失，過去關於疫苗接種明顯好處的大量影像也消失了」(3247)。這類網站有些也關切強制疫苗接種的「老大哥」面向，以及使用墮胎而來的胚胎做為疫苗生產材料的道德問題。

到了二〇〇二年，與反MMR疫苗有關的最初論文主要作者安德魯．魏克菲爾德，已經致力於反對疫苗接種有五年之久了，然而他卻無法在醫療專業界取得顯著的支持。*換言之，雖然有人支持魏克菲爾德所謂腸道中的麻疹病毒和自閉症有關的說法，卻沒有人支持他在記者會中所提出的推論，認為MMR疫苗可能是自閉症的原因。此外值得注意的是，魏克菲爾德知道

*譯者按：後來英國媒體報導，魏克菲爾德接受從事疫苗接種醫療事故訴訟的律師金錢贊助，論文投稿時卻沒有揭露此一利益衝突，英國醫學總會（General Medical Council）的調查也發現他沒有獲得倫理委員會（IRB）的批准，就對自閉症兒童進行侵入性研究。醫學總會因此吊銷魏克菲爾德的醫師執照，《柳葉刀》也指控魏克菲爾德研究造假，並撤銷這篇論文的刊登。

流行病學的證據，仍建議父母讓他們的小孩接種麻疹疫苗；因此問題只在於MMR疫苗和自閉症的關係。那麼可以說，就MMR疫苗案例而言，並沒有真正的專家之間爭論；整個辯論是醫學專業和大眾之間的辯論，新聞記者和網路的鼓動支持著後者。

討論

MMR疫苗的辯論，幾乎可稱得上是科學醫學與公眾之互動問題的絕佳例子。有朝一日我們或許能夠知道疫苗和身體如何確切互動。正如我們在討論安慰劑效應的那一章所提出的論證，有朝一日我們或許能夠在細胞的層次上理解疫苗，就如同我們在個別骨頭的層次上對骨折的理解。我們或許會發現有極少數的人由於其遺傳，而會對疫苗產生極端的反應，但大多數人並不會如此。我們已知的流行病學證據告訴我們，即使有的話，這些人的數量也必然非常少；但我們一旦能夠個別辨識出這些人，那麼一切都將改變。對這個極少數的群體成員注射疫苗，就好像餵那些有致命過敏的人吃堅果一樣，是絕對不會列入考量的。[3]

但是我們在未來相當長的一段時間內，是無法在個體的層次上了解疫苗可能具有的威脅。我們現在唯一擁有的，是在人口層次上操作的統計醫學（statistical medicine）；就是這種醫學迫使我們使用雙盲控制試驗與安慰劑。現在我們別無選擇，只能根據我們現有知識來進行決策。在科學上，這不是一個罕見的情況。正如我們在科倫系列其他兩本書中所提出，科學與科技的爭議經常要花數十年才能夠解決，然而，攸關公眾利益的決策必然得迅速訂下。

有時候在不確定的情況下，科技決策問題的解決辦法是訴諸「預警原則」（precautionary principle）。預警原則指出，如果特定的科技創新所涉及的風險尚未清楚明瞭的話，那麼比較明智的做法是審慎：那就不要執行。就基因改造食品以及其他基因改造生物（GMOs）等例子而言，這是個強大的論點。儘管它可能不是一個具有決定性的論點，因為基因改造作物對第三世界的好處有可能非常大，巨大到什麼都不做就會導致許多第三世界的人死於飢餓，不過它仍舊是個強大的論點。但就我們討論的這個例子而言，預警原則幫不上忙。我們確知或幾乎可以確知，如果我們停止注射疫苗的話就會出現流行病；而流行病造成的後果，要比疫苗所造成的後果更糟。[4]

我們無法等待疫苗的科學達到和骨折的科學同樣水準，我們要改將注意力放在父母所面對的抉擇上。在此，就如我們在序言中所指出，醫學的不確定性是迫在眉睫的問題。人們此刻就面對要不要讓他們的子女接種疫苗的決定。

就此而言，為集體負責的單位只能有一個做法。針對危險的疾病在政治現實允許的情況之下，必須鼓勵或強制進行疫苗接種。如果不這樣做的話，沒有任何科學證據能讓他們免於不負責任的指控。這些單位沒辦法確定，在極少數的案例當中MMR三合一疫苗是否跟自閉症有關，而只能確認所有稱得上是確定的科學發現的既有證據，都指出事情不是如此。這並非主張此一論點適用於所有疾病的疫苗接種，或是正當化對越來越多的疾病進行疫苗接種的趨勢，但就MMR疫苗這個例子而言，政府似乎沒有太多採取其他做法的空間。[5]

但或許是有這樣的空間的。二〇〇二年二月六日約在早上八點半的時候，英國執政的工黨政府衛生部發言人和保守黨的影子衛生部長，在BBC的「今日」（*Today*）節目，就這個議題進行辯論。[6] 工黨發言人採取的路線和本書的建議相同。他清楚表示該黨認為，沒有任何證據顯示在英國或其他國家MMR疫苗有任何的危險，並宣示他們會繼續執行現有的疫苗接種政策。在野的影子部長採取另一種觀點。就證據而言他同意工黨部長的看法，然而他仍舊希望給家長選擇的自由。就MMR疫苗而言，某些父母要求的另外一種選擇，是將這三種疫苗分開來個別注射。工黨抗拒這樣的做法，理由是沒有任何證據顯示政策需要改變；工黨認為考量成本、醫師和父母所需要花費的時間，以及就這些疫苗的完整注射而言，個別注射是比較沒有效率的，因為分三次注射比較有可能會忘記注射其中某個疫苗而造成遺漏，加上個別逐一注射需要較多的時間，因此平均而言小孩子接種疫苗的時間會比較晚，導致曝露於疾病感染風險的時間較長，進而增加疾病流行的機會。

保守黨發言人明白表示，他的政黨仍舊相信MMR疫苗是安全的，然而MMR疫苗的接種率目前是如此之低，以至於麻疹流行隨時可能爆發。他因此主張父母應該擁有注射麻疹單一疫苗的選擇，這樣可以增加疫苗接種率而降低流行的機會。[7]

在此我們可以看出MMR疫苗的辯論無法孤立看待。就科學而言，英國政府的紀錄不良，歷任政府犯下一系列的錯誤（通常是保守黨政府，但這只是因為它們在一九九七年之前已經執政了十七年）。當年保守黨政府負責處理狂牛病（BSE，bovine spongiform encephalopathy），其發言人約翰．顧摩（John Gummer）在電視機鏡頭前餵他女兒吃漢堡來證明英國牛肉是安全的，年紀超過二十歲的英國人對這個景象還記憶猶新。保守黨在此事犯錯，事後證明狂牛病會以新的變異型庫賈氏症的形式，跨越物種傳染給人；狂牛病已經殺死了一些人，而且還會繼續殺死那些吃到問題牛肉的人。[8]任何腦筋清楚的人當然也不會相信政府關於核能產業與核電廠安全的說法。政府過去在這件事情上也犯了錯。因此工黨試圖說服英國選民接受其關於MMR疫苗安全性的觀點，由於過去的錯誤而變得更加困難；這些錯誤包括工黨政府自己對於口蹄疫疫情處理失當，以及支持基因改造食品這個不受歡迎的立場。

過去這些事件所帶來的影響，使得保守黨的政策在當時的政治環境下看來比較合理，即使就科學而言這樣的政策是很不堪的。可以確定的是，就大型科技的決策問題而言，英國選民喜歡擁有選擇權。[9]就MMR這個案例而言，誰是對的呢？雖然這本書只是提出了相關論點，但兩位作者的立場不同。柯林斯認為我們以這種方式提出的論點支持了工黨政府，因為儘管有著過去那些錯誤，但是在缺乏顯著科學支持的情況下，在這樣的辯論中讓科學知識不良的公眾意見扮演正當角色是很危險的。就疫苗接種的案例而言尤其如此，因為這涉及到大多數人的健康。另一方面，平區相信我們身為分析家是沒有權力做這樣的判斷，而是應該在正常的政治程序下，由公眾意見來決定結果如何。[10]

至於個別的父母呢？如果他們有選擇的話該怎麼做呢？表面上這裡有不同的邏輯。假如這個家長真的不擇手段的話，他會鼓勵所有的朋友和認識的人相信疫苗接種是唯一可行的政策，而自己卻偷偷不讓小孩子接種。如果其他的父母都輕易上當的話，那這個家長就可以逃掉囚徒兩難的懲罰，因為在這種情況下就不會出現疾病的流行。但是怎麼能夠推薦如此自私邪惡的策略呢？

無論如何，自私的策略長期而言是會失敗的。那些研究囚徒兩難的人都知道，如果此種情況一再發生，那麼其邏輯就會有不一樣的演變，而我們面對的會是「重複的囚徒兩難」。亦即，如果這種兩難隨著時間的過去而一再重複的話，每個囚犯都會知道其他人是怎麼做的，而如果其他的囚犯都採取自私的行動，那麼自私就會變成常態，而對所有的人造成長遠的不利——人人都互相背叛；每個人都會被判刑十年；流行病會散播。

但這是理論，而且是長期的後果。如果能夠相信科學的證據，認為ＭＭＲ疫苗引起自閉症的印象就只是一種印象而已，那麼採取無私的行動就容易多了。在此我們必須自問這個困難的問題：父母可以動用何種專家技能來做決定？我們只能借助科學的專家技能來回答這個問題。總是會有一些父母相信取得答案的方式是祈禱或宗教教誨、諮詢占星師或神諭、求助某些另類醫療——這些另類醫療既無西方科學的基礎、亦未經過西方醫學必經的那種控制試驗。我們只能為那些認為其所生活的社會價值觀，大致和西方科學一致的人提供答案。這並不意味著不假思索地擁抱西方科學所提出的任何東西，而是在拒絕特定的案例時，必須有相關的科學基礎，或是基於預警原則，而不是全盤地拒絕科學。我們因此必須追問，父母在尋求決策的指引時，可以取得怎麼樣的專家技能。我們認為，他們仍舊需要有證據指出ＭＭＲ疫苗有多大可能性會導致小孩的行為問題。

本書作者與百日咳

我們湊巧有一些關於父母如何為其小孩判斷疫苗接種風險的直接證據，因為本書的兩個作者都做過這樣的判斷，不過不是針對MMR疫苗，而是百日咳。柯林斯的例子可以比較容易處理：他的小孩於一九七〇年代晚期與一九八〇年代初期在英國接種疫苗。當時家長團體對於此一疫苗的危險性有許多討論，但大多數人的結論是疾病更加危險，因此讓他們的小孩接種疫苗。這也是柯林斯的決定，而結果也證實對他的小孩很好。平區一家則是一個更為複雜的例子。在二〇〇二年十一月，柯林斯針對平區一家的決定進行了「相當激烈的」訪問，接著柯林斯把過程寫了下來。在本書柯林斯會使用第一人稱單數的方式，把平區一家當做研究對象來加以描述，儘管崔佛．平區同時也是本書的作者之一。

平區夫婦的個案研究

平區夫婦在一九九二年住在美國，他們必須決定是否讓他們的女兒在出生後的前幾個月接受一系列的白喉、破傷風、百日咳的三合一疫苗（DTP，diphtheria, tetanus, pertussis）接種。他們決定不這麼做，最後他們的做法是在女兒一歲時先接受白喉與破傷風二合一疫苗（DT）的接種，然後在女兒一歲半的時候找到一種特別的百日咳非活性疫苗（〔inactive pertussis〕據說副作用較少），與DT疫苗一起接種，然後在兩歲時重複如此注射一次。平區夫婦做下此種決定的原因和方式，是接下來要討論的主題。我們會詳述這件事情，藉此回顧反省有關MMR疫苗這個未決的議題。

平區夫婦都是社會學家，都對知識社會學有興趣，也都在康乃爾大學工作。崔佛・平區是英國人。由於他是個知識社會學者，因此他不太會為純粹出自於科學權威的論點所動；這並不是說他「反科學」（antiscience），而是他知道科學的主張，尤其是醫學的主張，其不確定性要比某些醫師或科學家所願意承認的還來得更高。此外，他有使用過德國與英國健康照護體系的經驗，而疫苗接種在這些國家最終取決於父母的選擇。美國拒絕讓未接種疫苗的學童入學的政策，讓平區起了疑心。平區夫婦也熟悉瑞士德語區的醫療體制，順勢療法等另類醫療在那裡要比在英國或美國來得更為流行，也具有更大的正當性。平區夫婦在綺色佳（這是康乃爾大學所在的偏遠鄉下小鎮），找到了正統和另類的孕婦後援團體，並且在第一個小孩出生時造訪這些團體。其中的另類團體在小孩子出生後仍每周聚會，也是該團體強化了他們對於DTP疫苗中百日咳成分的懷疑。

當我問平區夫婦是基於什麼理由，使他們做出讓小孩延遲疫苗接種這個表面看來相當自我中心的選擇，他們跑到書房拿出一整盒年代可以回溯到一九九〇年代初期與中期的舊傳單與論文，他們當時研究了這些文獻。許多傳單（其中不少是由他們的小兒科醫師所提供）有著手寫的註解，主要關切焦點是疫苗副作用機率的統計，以及感染疾病導致不良後果的機率。

平區強調，他本人對於反疫苗接種的文獻抱持著懷疑的態度，也了解這類文獻中生病小孩的照片是訴諸情緒進行誤導。然而，仔細閱讀從醫師那邊拿來的標準傳單引起了他們的關切。[11]引起最多副作用的疫苗是白喉、破傷風、百日咳三合一疫苗，這是嬰兒出生後接種的一種疫苗。仔細閱讀就會發現，問題在於三合一疫苗中的百日咳成分。平區說，「因此一開始我們要求只接種白喉與破傷風疫苗。這也是後來接種的疫苗。他們認為這樣的做法很不尋常，並且開始和我們進行漫長的爭論，但最後他們還是照我們的要求做了。（我們說如果我們不能只接種DT疫苗的話，我們就什麼疫苗也不接種。）」

我進一步追問平區夫婦，畢竟百日咳是熟知的危險疾病。平區描述疫苗接種可能引起的副作用來加以解釋：

你仔細看統計數字，就會發現大多數的兒童都會輕微發燒和不舒服，有一半的兒童在疫苗接種的地方會出現痠痛與紅腫。平均每三百三十人當中有一人會出現華氏一百零五度或更高的發燒溫度。每一百個案例當中有一個嬰兒會連續哭超過三個小時；每九百個嬰兒會有一個尖聲啼哭；每一千七百五十個嬰兒當中，有一個會出現抽搐、疲倦或臉色蒼白；對我來說最後一個統計數字是關鍵。

在同一張傳單上說，感染百日咳的嬰兒，「每一百個兒童當中最多會有十六個得到肺炎，最多有兩個出現抽搐」。每兩百病例當中有一個出現腦部問題，每兩百個病例當中有一個死亡。

我對醫師說，「我的看法是這樣：我的小孩不太可能會得到百日咳，因為這是個罕見的疾病」。這和你生活的地方以及生活方式有關。我們的孩子並沒有暴露於和許多其他孩子接觸的環境。即便他染上，也只有兩百分之一的機率會產生抽搐，而在相同的傳單中讀到，每一百個接種的嬰兒就有兩個會出現抽搐。[12] 我確實檢視過統計數字，並發現我的小孩得到百日咳的機率非常非常小。相同地，那張傳單說，近年來美國每年通報了四千兩百個百日咳案例。傳單說「最多四千兩百個案例」，然而在我們看來，在美國「四千兩百個案例」(而且這還包括成人的案例)並不算多——這是個罕見的疾病。(另一份傳單提出的美國每年百日咳案例統計數字是每兩千人才有一人罹患，而且每年只有九個人死於這個疾病)。

看來很清楚，我的小孩因為接種疫苗而出現抽搐的機率，是高於罹患百日咳而發生抽搐的機率。我們也發現七歲以上的小孩得百日咳的話，病情並不會很嚴重，所以我們要擔心的是我們小孩在七歲之前得到這個疾病的機率，而這個機率相當小。

這時我挑戰平區夫婦的推理。我的論點是，關鍵的數字當然不是發生抽搐；平區夫婦沒有證據顯示抽搐會導致長期的不良健康後果（當然我也沒辦法證明他們沒有這樣的證據）。我認為傳單中的關鍵數字是如果你的小孩子感染百日咳，他會有兩百分之一的機率出現永久的腦部傷害，以及兩百分之一的死亡機率，還要加上百分之一的機率出現永久或是最終導致死亡的傷害。雖然傳單承認疫苗的副作用可能包括死亡或永久的傷害，但這機率是如此之小，以至於甚至無法在統計數字中顯示出來。我問：「拒絕接受疫苗接種，你難道不是不負責任地讓你的小孩曝露於更大的危險？」

平區夫婦的反應是，由於這個疾病在美國出現的次數是這麼少、且傾向發生在擁擠而貧窮的地區傳播，而他們的小孩很健壯，因此在鄉下的綺色佳地區感染百日咳的機率非常小。他們也認為，他們的小孩在出生第一年期間，很少會帶到曝露於疾病的公共場合。此外，他們認為他們小孩出生時的體重很重、又是餵母奶、而且營養很好，因此即使她感染了這個疾病，她也不太可能出現最嚴重的副作用。

無論這個關於機率的論點在多大的程度上能夠成立，在我看來仍舊可以指控平區夫婦，把自己小孩的健康擺在社區小孩的健康之上。在人口中出現更多百日咳的潛在散播者，儘管他們本人強壯而健康，也會讓貧窮而不健康的兒童暴露於更大的潛在風險。不過由於不是我自己的小孩暴露於危險，要提出這樣的批評是很容易的；此外，如果平區夫婦不知道可以注射另外一種形式的疫苗的話，我認為他們還是會讓自己的小孩接種百日咳的活疫苗（live pertussis vaccine）。平區如此解釋：

我們的論點並不是我們的小孩不應該接種百日咳疫苗，而是我們要她接種的是一種名為DaPT的非活性疫苗；歐洲就是用這種疫苗，而我們知道日本也常規使用這種疫苗。我們相信這種疫苗是有效的，而且副作用少得多。我們一定有拿到一張關於此事的傳單（當然網路時代那時還沒來臨）。另類生育團體裡面的人分享這個資訊。我們每星期都從生育團體那裡得到大量的資訊。這是個集體的努力。

我們並不想要抗拒所有的疫苗；我們只想慢慢來，以避免使用雞尾酒疫苗，以及在可以選擇其他副作用較小的疫苗的情況下，避免有副作用的疫苗。

要記住的是，在平區夫婦下這個決定的時空脈絡是，當時有著尋求承認「波灣戰爭症候群」的運動（參見第五章），該運動的某些人士說，這個疾病是由沙漠風暴行動中士兵接種的雞尾酒疫苗所引起。

最後平區夫婦成功完成他們所要的疫苗接種方法。「我們堅持使用DaPT疫苗，而最後他們特別為我們訂購這種疫苗。然而我們和醫生的關係向來不好——她稱我們是『不負責任的父母』。我們和護士的關係也很緊張。這導致一個很不愉快的狀況，因為醫師和護士不習慣對方用醫界自己的統計數字來挑戰他們，他們傾向於訴諸權威，然後罵你不負責任；他們最後就只是訴諸官方立場。」

後來，平區夫婦覺得他們的選擇得到平反，因為「在經歷了這些爭論的一年之後，我們在《紐約時報》讀到美國決定開始注射DaPT疫苗，因為它是副作用最小最安全的疫苗。」

有趣的是，平區夫婦也強調影響他們決定的一個重要因素是，醫師受到的商業壓力使得他們失去信任。例如，他們知道醫師每注射一劑疫苗就可以收到一些報酬，而且他們發現勸導傳單是由製藥公司所提供的。此外，他們也注意到小兒科醫師安排的免費醫療訪視日期，總是訂在很靠近疫苗接種的日期。柯林斯認為最後這個論點幾近於妄想症了，因為一個立意良善的醫療體制，在資源有限的情況之下，就是會這樣安排訪視，以便提高疫苗接種率，這和商業的利益無關。此外，平區夫婦也對美國要求接種越來越多種疫苗的趨勢感到不安，包括水痘這類只會引起不方便但不會帶來危險的疾病，也得接種疫苗。父母在小孩子被禁止入學的這類壓力下，完成強制疫苗接種，有違開放的討論與決策。另一方面柯林斯認為，不論這些更廣泛的政治考量有什麼樣的情緒感染力，接種疫苗與否的決定應該只根據技術性的證據。但這並不意謂不能設法改善醫病關係。

總結平區夫婦的決定

在這場爭論中，平區夫婦似乎擁有一張王牌。他們有辦法預期到，美國政府政策改變的方向和他們關於醫學的想法是一致的。誰能與此爭論呢？[13]我們也得記住柯林斯夫婦沒有這樣的選擇，因為在他們小孩接種了疫苗很久之後，DaPT疫苗才開始獲得採用（這並不意味著如果有其他國家使用不同疫苗的話，柯林斯夫婦會像平區夫婦那樣認真地進行研究，或是如此幸運地擁有支持的網絡）。

然而，當我們在考量MMR三合一疫苗的例子時，平區夫婦的王牌就沒有什麼用處了，因為就這個案例而言，其他地方並沒有使用其他種類的疫苗，也沒有證據顯示其他的疫苗接種方式，像是一次只接種一個疫苗，會比較安全。我們需要問的問題是，如果他們不知道DaPT疫苗存在的話，平區夫婦會怎麼做。實際上，這也是那些教育程度較差、沒有機會在歐洲各地廣泛遊歷的父母所面臨的選擇。平區夫婦說在這樣的情況下，他們會讓小孩接種活疫苗。

實際的結果是，他們小孩的疫苗接種只延後了一年。平區認為在這樣的情況下，和疫苗引起嚴重副作用的微小風險相較，他們的小孩子受到永久或致命傷害的機會還來得更小，這是因為百日咳的罹患率很低，而他們的小孩健康也很好；柯林斯認為，這種論點基本上是把個別小孩子的健康，放在對整個社群的考量之上。平區主張要有更多的選擇；柯林斯主張，既然理解到個體的利益和社群的利益之間存在著緊張關係，強制接種的做法是適當的。平區夫婦認為，他們的行為是受過教育的團體為小孩爭取正確決定的典範例子，稍後政策的改變也證明他們是對的。平區夫婦認為他們對於百日咳疫苗接種的理解，高過他們所碰到的醫師。柯林斯認為平區夫婦的決定，會不會讓他們的小孩和其他小孩曝露於不必要的風險，是一件很難判斷的事情。[14]

而恰巧在十年後，綺色佳在二〇〇二年出現百日咳的流行。這流行看來是那種在某些地點出現的三年一循環的流行。到了二〇〇二年十一月四日，綺色佳所在的湯普金斯郡（Tompkins County）的案例，已經增加到七十人以上；相較之下，過去每年典型的數字是一個或二個。[15] 在這七十個案例當中，有二個嬰兒出現了嚴重的呼吸困難，雖然幸運的是，最後並沒有出現永久的傷害。有位湯普金斯郡行政人員是我們的報導人，在其工作的十年之間，沒有任何接種疫苗的小孩出現過嚴重的副作用。因此，基於美國只有少數人罹病以及某些鄉村環境罹患機率不高，來反對接種疫苗的論點並不見得能夠成立。

湯普金斯郡的流行似乎並不是因為疫苗接種率不高，但它鮮明地呈現出如果流行疾病廣泛散播的話，我們的看法會如何改變。我們論點的前提是，流行病在沒有接種疫苗的人口中比較容易發生。對某些堅信傳染減少和疫苗接種無關，而是由於營養改善或是疾病生態改變的那些人來說，儘管證據顯示疫苗在開發程度較低地區的有效性，但這樣的證據並不會改變他們的想法。可是如果接受本章的前提，認為疫苗接種會減少流行病發生的機會（而這是幾乎每個人都接受的前提），那麼那些純粹站在個人主義立場而不讓自己小孩接種疫苗的家庭，會發現他們的孫子輩會有更大機會感染到百日咳（而感染者有百分之一的機率會出現永久或致命的傷害），而造成此一後果的部分原因是他們先決定了要保護自己的子女。同樣後果也適用於他們更為年幼的外甥、姪子姪女、表兄弟等等。因此，即便這樣做的目標是要保護自己的後代，而不顧對人群所會造成的影響，這種做法還是不會成功。就疫苗接種而言，長期看來沒有白吃的午餐。

如何做疫苗注射的決定

我們看到的是，那些沒有醫療資格的人如何做個近乎完美的決定。平區夫婦都在美國第一流的大學任教，他們的學科訓練都和醫學科學有關，雖然關係相當遠。而且他們做了相當程度的研究，所蒐集的相關文件可以塞滿一個資料盒，還向那些有蒐集類似文件的父母諮商，並且建立起如何評估這些文獻的相關集體知識。

這些知識的技能有哪些內容呢？首先我們應該注意它們沒有哪些內容。平區夫婦都不是從事醫療工作的。用我們的術語來講，他們在醫學的領域並不具有貢獻型專家技能。

然而，他們擁有的是我們所謂的互動型專家技能，亦即有能力閱讀並理解醫學文獻，而且因為他們擁有與其他熟悉此一議題領域者的社會網絡，更強化了這點，以至於他們多少知道能夠如何對醫師與護士提出質疑，並且能夠提出另類的觀點，而不會顯得無知或愚蠢。換句話說，他們能夠提出那種有技能的醫療人員覺得應該要回應的論點，而不能（或不應該）依恃權威就加以打發。

即便他們站在這個相當有利的位置，但仍不確定平區不讓他們的小孩在出生第一年接種疫苗是否是正確的決定。他們避免早期接種DTP疫苗和雞尾酒疫苗的策略，依靠的是他們關於副作用的知識（雖然在柯林斯看來，相較於疾病本身的嚴重危險，這樣的估算是不平衡的），以及某種認為幼兒的免疫系統越少受到攻擊越好的常識觀念。相反的論點則認為，新生的免疫系統隨時都遭到環境中上千種的挑戰所衝擊，而疫苗只不過是小小的添加罷了。平區夫婦也承認，他們懷疑小孩是否需要接受如此大的醫療衝擊，並擔心這種醫學不確定的狀態日後會變成小孩子身體嚴重失衡的原因。柯林斯則反駁說，同樣的論點也可以用來反對任何會帶來創傷的醫療介入，像是用碘酒來擦傷口，或是任何和病菌學說這個相對較新的理論有關的任何醫療步驟。柯林斯認為，避免早期疫苗接種及雞尾酒疫苗（而避免使用雞尾酒疫苗必然會延遲接種的時間），意味著相較於其他小孩，他們的小孩有較長的時間曝露於感染疾病的風險，這對於他們自己的小孩，對社區，以及長遠而言對他們的孫子輩，都有可能造成問題。散播給他人「延後接種以及用較長時間進行分散接種疫苗」的想法，更加可能會讓疫苗接種率降低並提高其他孩子感染疾病的機會，對社區及下一代都會有不良後果。這些論點或許並不具有決定性，但值得提出。即便平區夫婦花了這麼大的功夫，但假如沒有DaPT這種疫苗的話，他們的對錯就難以論定。

我們不應該對此感到驚訝。如果這個議題對醫療研究者而言是困難的，那麼對於不熟悉此一課題的人而言，也必然是困難的。要預測未來下一代可能遭到的後果，涉及非常複雜的統計學，且進行專家級計算所需的資料也不完整。

困惑的父母如果有恆心的話，或許能夠得到足夠的資訊來理解這個議題。困惑的父母也需要慎思明辨，他們需要有能力分辨哪些資訊來源可能是健全而不帶偏見的，否則人們很可能會得到錯誤的結論而偏向反對疫苗接種。正如稍早的論點所說，那些在疫苗接種之後罹病的小孩照片與故事充滿了情緒，而且通常不會同時呈現小孩罹患原本疫苗所要預防之疾病的故事與圖片，通常也未對疫苗接種的副作用事故，與罹患疾病之不良後果提出統計比較。如果父母在評估小孩疫苗接種與否時，因為全國健康狀況良好而估算自己小孩罹病機率很低（而這種全國性的健康提高是來自於疫苗接種以及／或營養的改善），他們或許是在犧牲下一代或社區的健康。就MMR疫苗而言，這是父母所面對的問題；在缺乏進行合理評估所需資訊的情況下，報紙和一小撮醫師散播MMR疫苗有危險性的觀念，看來確實很不負責任。因此就這個例子而言，科學應該要戰勝常識。

結論

根據上述分析，若斷言父母就是應該聽從醫師的指示去讓小孩接種疫苗，這樣的結論會是錯的。醫療體制有可能是威權而保守的，在面對焦慮的父母時，有可能未能盡責地以尊重對方理解能力的態度，針對個案加以解釋。但是對威權舉止純粹反彈是會出錯的。面對那種有害信任的粗魯對待方式，要合理探討此一議題需要時間與專家技能；接受有關疫苗危險性的民粹說法，可能讓自己落入那些醫學知識不多卻能言善道者的手中。網路沒有受到管控，所以任何人都可以發表任何東西。

科學有可能犯錯，這是科倫系列叢書的論點；但這並不表示與科學對立的看法就是對的。在尚未小心研究對立的看法之前，信任科學大概還是最好的選擇；若科學有持續受到檢視的話，那就更是如此。公民團體探討正統觀點以外的想法並提出其論點，這是一件好事。但更重要的是，公民不要因為知道當局曾經犯錯，就認為公民團體是對的。科學權威的觀點總是偶爾會出錯的，這是科學的本質。

就科學家的責任而言，MMR疫苗的混亂狀況似乎是因為有個研究者的發現其實很薄弱，甚至是不成立的，卻在真正的研究完成之前就將它公諸於世。有時候當局會對這種情況過度反應，以至於減損了公眾的信任，而不是加強公眾的信任；然而就這個案例而言，當局可能是對的。安德魯．魏克菲爾德承認他並沒有證明MMR疫苗和自閉症之間的關係，但就如我們在科倫系列書中所描述的，研究科學知識的構成顯示，某種主張的支持者如果有足夠的決心，即便面對幾近所有證據都反對的情況，仍可無限期地堅持其可疑的假說。公眾必須懂得如何評估反體制的科學意見，以及區辨不同種類的科學家；這個道理是很明白的，他們必須了解這點。要了解這一點，他們需要的不是更多的科學知識內容，而是更加了解科學的運作。這不會帶來確定性，但是會增加判斷力。已被接受的看法可能是錯的，而且經常是錯的，這類看法有時候會偏袒強大的既得利益，但知道這點並不會讓這個世界變得像我們所期望的那般單純。

後記

在我們寫這篇文章的時候，丹麥所進行的大規模流行病學研究的結論再一次認為MMR疫苗和自閉症無關。[16]針對疫苗接種政策，近年出現從另一個完全不同角度的攻擊，或許更有意思。這個說法認為，疫苗用汞化合物保存，而當多次接種時，其所注入的汞含量有可能會導致幼童腦部傷害（MMR疫苗並沒有使用含汞的防腐劑）。

這個說法或許有足夠的可信性，讓人思考預警原則是否整體而言適用於疫苗接種計畫。在此，預警原則會主張減少疫苗的接種。我們已經指出，由於疫苗可以防止許多疾病所帶來的可怕後果，「不接種疫苗」不可能是恰當的反應。但就這個案例而言，可以訴諸預警原則來減少疫苗接種的次數。如果感染水痘沒有確定的嚴重後果，那為什麼要接種這種疫苗呢？如果流行性感冒並不會殺死或嚴重傷害幼童的健康，那為何要對他們接種流感疫苗呢？當疫苗是用來減少不便或是財務損失時，那麼在科學社群對汞的爭議取得共識之前，或許該對這類的疫苗接種喊「停」。

最近的新聞

在二〇〇三年十月七日《紐約時報》有篇文章的標題是〈拒絕接種被指出和百日咳疫情有關〉。[17] 這篇文章描寫紐約州魏徹斯特郡（Westchester County）的百日咳疫情，將之歸咎於某些父母刻意拒絕讓他們的小孩接種疫苗。在英國某些地區麻疹的疫情爆發，同樣也歸咎於疫苗接種率過低，這種情況使得某些因為身體罹患其他疾病而無法接種疫苗的小孩受害，帶給其父母很大的悲傷。

結論
再探主題
CONCLUSION

我們在本書一開頭就寫下憂心忡忡的註腳：《科倫醫生吐真言》比其他科倫系列的書都還要難寫——後者討論的是科學與科技。首先，這是因為醫學要比我們早先所檢視的科學與科技更為個人且切身；不管你有多麼想遁入理論和哲學，最後還是無法逃離健康的問題。當我們的朋友出現耳鳴，而且發現一般的醫學對他的問題沒有太大幫助，儘管他是個物理學家，卻還是求助於中醫和針灸，希望由此得到成功的治療，最後更成為順勢療法的倡議者。這樣的事情我們該如何反應呢？當我們所愛的人面臨罹患癌症的死刑宣判，並尋求另類的照護時，我們該如何提供建議呢？當我們的秘書相信她罹患了慢性疲勞症候群，或是我們的同事由於重複性勞損而要求請假時，我們該如何應對？當我們的小孩被要求接種疫苗，而該疫苗卻面臨激烈爭議時，我們要怎麼處理？對於乳房造影、膽固醇指數等所顯示的警訊，我們該多認真看待？當年邁的父母或親人面臨醫療介入與有尊嚴的死亡之間要如何取得平衡的困難選擇時，我們該如何安慰他們？當身上的慢性疾病或慢性傷害不絕地訴說著人必有死時，我們該當如何？

我們一生都要學習應付這類議題和處理這類兩難的方法。我們通常先將對這些事情更深刻的反省擺到一邊、蒙混過去，只尋求當時似乎特別適合我們的治療方式。然而，由於就醫是如此地重要，而人們也曾因為醫療互動而受創頗深（有時是真的受創），因此像我們在此試圖退後一步進行冷靜分析，是很難不冒犯他人的。

更糟的是，健康已經成為政治議題。隨著愛滋病、結核病、SARS或是貧窮問題，全球健康的危機不只持續且更加惡化。美國大量沒有健保的人口是個醜聞。儘管有明確的證據顯示預防勝於治療，但是高科技、高成本的醫學以及健康保險公司、醫療保健組織以及大型藥廠等藉此獲利的產業，仍擁有壓倒性的力量；農業則支持肉食和乳製品。整個現代生活都被過度地醫療化，出現大量新定義的疾病，像是注意力不足症候群（attention deficit syndrome），這些都變成政治場景與醫學場景的一部分。在大多數的情況下，討論重大健康議題就是在討論政治。

在現代已開發社會討論健康，也是在討論消費與生活方式。時至今日，健康已經結合認同和流行，以及透過廣告來形塑世界的通俗文化產業。生活風尚同時也可以是種「健康風尚」(health style)，不論是重視效率的公司老闆在壓力下每天早上運動、吞藥丸以及接受過心血管繞道手術；或是尋求自然與平靜的人接受草藥治療、喜愛健康食品，過著有機生活並練習瑜珈，不計任何代價地避免科技官僚的醫學體制。健康從來就不只是健康而已，處理健康的問題，等於是集合並重組現代認同所賴以建立的某些最重要元素。

我們在本書所面臨的任務之所以艱難，是因為我們走的是一條不尋常的路徑來探討健康議題。健康是如此重要，因此有整個學術產業的主要活動是分析健康；這裡有公衛學院，也有健康經濟學（health economics）、健康資訊以及醫療倫理等學科；我們出身的科技研究（STS，science and technology studies）和它們相較之下相當微小。在醫療社會學（sociology of medicine）這個和我們關係最密切的主要領域，大多數的研究大概只約略觸及或根本沒有討論到本書的核心議題：什麼是醫學知識？它和科學知識的關係為何？它有多確定？什麼人在什麼情況下可以擁有這樣的知識？以及我們該多信任這種知識？不過我們從邊緣的位置出發或許也帶來了好處。就我們所知，沒有人像我們這樣處理醫學的問題——把它當成專家技能的問題來看待，就如同學者看待科學與科技的專家技能一般。就我們所知，我們首度提出一項理解日常醫療決定的關鍵區別，那就是個人的救助與集體的科學之間的差異，並將之當成知識社會學的問題來處理。[1]

做了上述說明之後，我們也必須提醒讀者，我們對於應該直接處理的問題以及應該迴避的問題也有所選擇。讀者若期待看到與健康相關之大規模政治問題的解決方案或洞見，會對本書感到失望，不過已經有很多書在討論這些議題了。許多重大議題是和資源（或缺乏資源）及資源分配有關，就某方面而言，很多解決方法也很明顯；問題就在於缺乏將之實踐的政治意志。我們完全支持資源重新分配，但這不是這本書的主題。熟悉的健康政策議題只有在無法避免觸及到時，我們才會在此討論或是提供我們的建議。一個明顯的例子是在辯論醫學知識的性質時，出現了正統醫療和另類醫療之間資源分配的緊張關係。

我們在《科倫醫生吐真言》的出發點是健康照護體系核心的基本互動，亦即醫師與病人的互動。我們透過「專家技能」這個主題來重新看待這種互動。我們試圖勾勒出病人與醫師所擁有專家技能的輪廓；專家技能是件複雜的事情，當我們把本書的核心議題——個人與群體也納入考量時，又變得更加複雜了。

專家技能的輪廓

我們與專家的各種互動當中，看醫師或上醫院可能是後果最重大的一種，我們該如何探討呢？可以拿和其他專家的交涉來做比較。在導論描述與美髮師的「諮商」例子裡，如果我們按順序來考量互動的話，那就是「病人」對疾病（難看的頭髮）有（或應該有）無庸置疑的權力；美髮師則對治療方法（剪頭髮）有無庸置疑的控制；而病人則有無庸置疑的權力來決定治療是否有效。換句話說，在這種諮詢專家的形式，問題完全是由顧客自行診斷；解決方案則完全由專家所提供；對於整個情境的評價則完全操之於顧客。顧客在美髮諮商中毫無疑問是處於主導地位，其他諸如和美容師諮商、或是包括心理治療師這類的各種諮商人員的互動，以及景觀園丁等服務業者也是如此。

就專家技能的輪廓而言，和專家的其他類互動則呈相反（或接近相反）的模式。假如你想要治好你的特定外語「殘障」而諮商一位語言專家（這更常被稱為「上語言課」），若負責老師的母語是該種語言且擁有教學技巧，那麼老師就擁有無可置疑的權力來決定你該達到的語言程度，但他對教學進行方式則沒那麼大的權力（例如學生對於上課的頻率和課程長短、家庭作業的份量、需要的是書寫的技巧或是會話的技巧，或許甚至還包括教學的方式，都會有較大的決定權），但是在「治療」結束時，教師是評估「治療」是否成功的最佳人選。在這種類型的諮商中，專家擁有的專門技藝使得顧客只能主導提供的方式。

有時候這種諮商的進行形式，會讓專家同時也控制了專家技能的提供方式——語言學位所提供的語言課程，或是一部送到修車廠修理的現代汽車。的確，現代汽車加上壟斷的連鎖修車廠，這可說是現代生活中讓人最感到無力的一種互動。取得汽車生產廠商授權的修車廠全權診斷問題、開出治療處方、關起門來進行工作；這使得車主幾乎沒有任何權力針對修理的效果來挑戰技工。[2]

現在讓我們回頭討論與醫師的互動。相較於美髮師、語言教師以及汽車技工，與醫療專家的諮商又如何呢？正如在導論中所提到，與醫療專家的互動在十九世紀醫學科學成長之前，比較像是剪頭髮而不是上語言課。病人是界定其問題及評估治療是否有效的主要角色。隨著時間過去，醫學科學取得更多的診斷工具，這種互動變得更像是語言課程；而現代醫院所提供的治療，在某些方面則更像是汽車修理。例子之一是第一章所討論的斷肢，以及其他這類簡單明瞭的傷害。這種醫學介入相當明瞭而單向，因為專家乃至於有時候連病人皆可輕易看出介入到治癒之間的因果關係，且通常結果的不確定性很小。[3]我們需要一個名詞來形容這種醫學介入，以便把它和那種以平均數為基礎的治療區分開來。就後者而言，任何個體身上的直接因果關係是未知或不明的；之所以選擇某一種療法，是因為透過隨機控制試驗這類方法，揭露出當它使用在整個人口時，平均而言是有效的。所以讓我們把骨折治療這一類療法稱之為「特定的個別原因」（specific individual causes，SIG）；而將透過隨機控制試驗所證實的那一類醫療稱之為「人口平均試驗」（population average testing，PAT）。[4]

我們要往哪裡去呢？在我們所謂的「現代醫學的星際爭霸戰模型」（the *Star Trek* model of modern medicine），有朝一日或許能夠對每個人身上的每一種病痛都有詳細的因果解釋；有完美的診斷技術，可以完美地替換整個器官乃至於個別細胞，也有完美改造思想和控制情緒的化學物質。在這樣的情況下，修理身體就會完全像修理汽車一樣，而所有的PAT都會被SIG所取代。然而，現在我們還活在前星際爭霸戰的時代，PAT比SIG來得多。[5]

就特定個別原因而言，病人在看醫師時的選擇相對地簡單直接：生活品質的增加與壽命的延長，是否能夠超過醫療介入所帶來的痛苦與難堪（或許還包括價錢）？有時候下這種決定要比決定是否把煞車有點失靈的車子送去修理要來得困難一點；這種車或許還可以開一陣子，但是開車的感覺乃至於車子的壽命（更別提被警察逮到的風險），使得你必須把它送到修車廠修理。

就人口平均試驗而言，其中涉及的計算要更為複雜，因為總是會有治療對你這個特定例子是否有效的問題。例如從人口的試驗得知，平均而言抽菸和吃太多奶油對你不好；然而消費者可以合理地決定她和她的姑婆是同一種人，而她的姑婆每天抽一包菸、每晚喝六杯琴酒，結果還活到一百歲。同樣地，一個人可能血中的膽固醇過高卻沒有得心臟病，雖然就整個人口而言，我們很清楚知道高膽固醇是和心臟病有關的。

那麼我們可以看到，就這些人口平均試驗的例子而言，消費者有理由拒絕專家的忠告——或換句話說，儘管有了整個人口的結果，病人在醫療介入的選擇上還是可以有相當可觀的自主性。如果有個人腳好像斷掉了，卻整天一跛一跛還不肯去看醫師，我們或許會認為他是個固執的傻瓜；但我們在要求姑婆停止抽菸時的立足點，就不是那麼穩固了。換言之，當專家的意見太過於「PAT」時，個人或許可以相當合理地做不同的選擇。

但我們現在要來討論更複雜的例子，那就是雖然資料是來自人口平均試驗，但個人的選擇並不如表面所見的那般獨立。這讓我們回到本書的主題：個體和集體之間的緊張關係。

先來考量抽菸。如果如同現代研究所指出，抽菸不只會影響你，還會影響你周圍人的健康，那麼這就不全是個人選擇的問題了，儘管吸菸和疾病之間的關係是只能在人口的層次上來加以理解的。[6]

更有趣的例子是，人口的健康會對個人的健康造成影響。讓我們舉一個粗糙但相關的例子：如果你住在上游且罹患痢疾，要從你的居住區域清走感染物質的最簡單的辦法是把它排放到水流中，這會保護你的村莊而似乎只會影響到住在下游的人。這和抽菸的例子有以下的關鍵差異：就抽菸的例子而言，其他人吸到二手菸的後果，是不會影響到那個抽菸的人；但如果你害下游的社區成員得到痢疾，有可能他們的成員會有人搬到你的上游，而使你和你的後代曝露在你本以為已經轉移到別處的危險。如果我們用時間的流動來取代水流的話，就可以精確地類比疫苗接種。如果父母試圖幫小孩尋求最小的風險，而這對其他的孩子有負面影響——像是在人口中重新引發疾病的流行——那麼隨著時間過去，「其他人」的問題就有可能影響到那名小孩，或是那名小孩的弟妹或子女。因此，即使先把所有的道德考慮擺一邊，全然基於短期自利所做的計算，長期而言可能是不正確的。這種分析適用於所有會經由和病人接觸而散播的疾病。

就這類的案例而言，雖然它們是基於「人口平均試驗」，但消費者選擇醫療介入及治療方式的權利卻也變小。即便風險只侷限於個人，對風險的計算也不是個人所能從事。對個人風險的計算和人口統計學有密切的關係，而從事這種計算是專屬於不涉利益的專家的權力；只有人口統計學能揭露出最好的治療。同樣地，個人評估醫療介入好壞的能力也減少了，因為在醫學科學目前的狀態下，只有流行病學能夠揭露出治療和疾病之間是否有因果關係（例如三合一疫苗和自閉症）。表面看來，現代科學權威的稀釋以及認為稀釋科學權威會帶來更多消費者選擇，或讓個人相對獲得較多的權力；然而，他們在這類的例子中卻會做出不好的判斷。即便不考慮完全按照「個人利益來進行選擇」所涉及的倫理問題，這點也仍舊適用。

疫苗接種：人口平均試驗與特定個別原因

我們不是活在星際爭霸戰的時代，就疫苗接種而言更是如此。反疫苗接種的壓力團體「DAN！」（馬上打敗自閉症！〔Defeat Autism Now〕）的口號是：「每個孩子在生物化學上都是獨特的」。根據負責任的科學所追求的宇宙模型（而這也是本書所支持的模型），他們是對的，結果也很顯著。如果我們考量三合一疫苗這類的例子，這個模型所顯示的是，流行病學研究不足以排除有一小部分特定生物化學構成的兒童，因為接種而罹患自閉症的可能性。毫無證據顯示這會發生在誰身上，但也沒有流行病學研究能夠排除這種可能，因為流行病學研究處理的是人口的平均數而非特定的個人。流行病學研究所顯示的是如果有任何兒童有風險的話，他們數量是如此地微小而不會顯示在統計中。

邏輯顯示這類經由統計所做出來的整體推論，其核心總是有可資擔心的空間，但同樣的邏輯也顯示為何實際上這種擔心是沒有意義的，甚至還更糟。為何如此？因為這種潛在的擔心可以有無限多種。只要我們還無法在特定個別原因的層次上完全了解這個宇宙，我們就不知道在無限種的潛在原因當中該擔心哪一個，因為我們沒辦法每一樣都擔心；而既然我們沒辦法每一樣都擔心，也許我們最好一樣都不擔心。例如，假設我宣稱吃奇異果會導致自閉症發作，我可以保證一定有一些小孩子是在吃了奇異果後不久就開始出現自閉症。要支持這個理論，我們可以指出在英國隨著奇異果消費增加，自閉症也增加了。在消費大量奇異果的國家所做的流行病學研究，或許會顯示自閉症和奇異果之間沒有相關，但這些研究無法證明這種效果不會出現在一小部分特定兒童身上。就此，除了奇異果我們幾乎還可以舉任何其他的事情。

這就解釋了為什麼擔心吃奇異果，或是無數類似於吃奇異果的事情，是沒有意義的，除非，在上述這件事情可能為真或在時間上有些關聯之外，還有其他值得懷疑的理由。因此如果有好的生物學證據顯示奇異果會影響大腦，那麼在缺乏流行病學證據的情況下，不吃奇異果會是合理的。正如所有「科倫」系列的書所指出，科學充滿了這類的不確定性，但這並不意味著我們對每件尚未證明為安全的事情，都必須採取預防措施──這可能會讓我們餓死。因此不可避免的結論是，我們必須要找到一條實用的道路來穿越這個議題；實用的道路必須靠我們現有的科學（例如流行病學）來照明，因為在星際爭霸戰的時代來臨之前，這是我們所僅有的。

我們從現有的科學得到清楚的指引是，流行病學研究顯示，不接受三合一疫苗接種所帶來的危險是清楚且可測量的，這就好像拒絕吃「尚未證明為安全」的食物會是危險的一樣。重點是，威克斐爾德醫師宣稱三合一疫苗和自閉症有關的基礎（有些母親在兩者之間看到時間上的先後關係），這不會比我們認為吃奇異果和自閉症有關的基礎來得更強（當然威克斐爾德宣稱痲疹病毒和自閉症有關，或許有科學的基礎，但他一直都仍推薦接種痲疹疫苗，因此這個議題唯一的重點剩下：結合三種疫苗的針劑。強調流行病學研究無法證明三合一疫苗的安全性，就像選擇強調流行病學無法證明奇異果的安全性是一樣專斷任意的；但就三合一疫苗的例子而言，這導致一些兒童不必要的死亡或傷害。[7]

最後讓我們指出，我們都在賭運氣。我們不是疫苗接種的專家，卻提出了建議：「要接種三合一疫苗！」我們憑什麼這樣做？憑恃的是我們擁有關於科學運作以及科學家如何採納證據的專家技能。當然，歷史可能證明我們是錯的。有天或許會證實流行病學調查是有缺陷的；當PAT變成SIC時，或許會證實三合一疫苗是危險的。但是絕不應該因為害怕賭運氣而迫使我們在看見事情要出差錯時，拒絕讓我們使用自己的專家技能（這個例子出差錯的是科學和大眾之間的關係）。重點是父母沒有拒絕賭運氣的餘裕——在歷史展露出真相之前他們就得做決定了；因為就這個例子而言，不作為就是一種作為：這是種讓新一代曝露於痲疹的作為。我們所做的是，在二〇〇四年年中的現有證據基礎下，使用我們的專家技能來提供明確的建議。[8]

值得注意的是，即便醫學就像科倫一樣粗糙而笨拙，這樣的論證仍舊適用。只要我們承認科倫醫師擁有專家技能，即便它更像是黯淡無光的工業用鑽石而不是閃亮的珠寶，就個人選擇與集體福祉而言，考量仍舊會是一樣的。這種粗糙、笨拙與黯淡無光讓計算更不精確，但它並未改變其所指出的方向。

粗糙與笨拙的一部分原因在於無法確切知道人口層次的效應——隨機控制試驗在許多地方可能出錯，流行病學受到太多變因混淆，或是樣本數量太小等等。在割男性包皮或扁桃腺切除這類例子裡，人口層次的不確定性以極端的形式呈現出來；醫療介入宣稱是以健康為基礎，但看來卻更像是追隨醫學的流行。在這類例子裡，消費者就連判斷是否有問題都沒有多少選擇，[9]幾乎所有判斷好壞的決定都是由醫療專業來做的，即便它們經常改變想法。關於做法及治療是否有效，消費者也沒有任何選擇。就這類的醫療介入而言，有充分的理由支持增加消費者的選擇。但我們如何能夠事先知道它們是「哪一種的醫療介入」——追隨醫學流行的醫療介入？還是那種雖有不確定性但醫學專業可以正當地界定問題、進行診斷與治療的醫療介入？這個問題將我們帶到了本書的第二個主題：做為消費者，我們可以怎麼樣增加我們的知識以改善我們和醫療專業的互動。

取得專家技能

初步估算，病人的醫學知識越多越好。越瞭解自己的身體會有助於病人找出並描述症狀，也有助醫師詢問病史，或許會促進更有效率地使用醫療服務。因此醫療當局試著勸說病人不要服用抗生素來治療病毒感染；不要拿瑣碎的問題來麻煩醫師；要能自行診斷乳癌或睪丸癌這類嚴重疾病的症狀；要對自己的身體有足夠了解以便小心照料容易帶來疾病感染的部位；並且不要再吞服太多有害的物質，像是香菸、漢堡與薯條；只要閱讀太多醫學文獻所帶來的慮病（hypochondria）不會太流行，這一切必然是好事。

醫學自我教育同時也能幫助我們選擇不同的專家，或是對診斷提出挑戰；這讓我們回到醫學流行這個主題。如果消費者能夠發現，醫學對於某些醫療介入的看法曾隨著時間或空間的不同而差異甚大，那麼他們挑戰成見的權力以及選擇的範圍就會增加。閱讀專門文獻以及在網路上找答案，是促進改善醫療互動的另一步。與專業人員的密集討論，就像舊金山愛滋病治療社運人士的例子那樣，甚至能讓知識達到稱得上是「互動型專家技能」的程度，這種境界的常民或許不能自行從事醫療介入，卻可以和醫療專業人員平起平坐地做出判斷。最後，原則上似乎沒有理由主張，為何足夠的觀察和研究不能讓不具資格的人能「成為科學家」，並且對界定的新類型疾病有所貢獻。

然而正如我們在本書所強調，不能誤以為蒐集資訊就等於習得專家技能。第二章對冒牌醫師的討論帶出反諷的意涵，即經驗重於資訊蒐集。就某些目標而言，一個經驗豐富的冒牌醫師可能會比剛從醫學校畢業而擁有許多資訊的年輕醫師來得更好。更糟糕的是，資訊有可能變成偽資訊，特別像是網路上來路不明的資訊；任何人都可以在網路上寫任何事情，並使其看起來像具有權威一般。報紙及其他大眾媒體也可能讓人對科學論證的份量有完全錯誤的印象，當證據強力支持某一方時，媒體對於平衡報導的追求可能讓證據平衡完全失衡；英國三合一疫苗的例子就完美地說明了這一點。此外，當論點訴諸急迫的危機感或立即的利益，它會更有說服力（這點是詐騙集團所熟知的）。英國健康照護的決策，經常受到健康政策專家所謂的「撒冥紙」（shroud waving）影響——某些個人醫療不幸的故事引發媒體一窩蜂報導，而顛覆了審慎擬定之政策優先順序的合理性。正如我們在本書所試圖解釋，即便是對純粹自利的個人而言，追尋短期的利益都不見得是最佳的長期政策。[10]

參加包含經驗老到的醫師或科學家的討論團體，能有助於避免犯下將資訊誤以為是知識的錯誤，但正如舊金山愛滋病社運人士的案例所顯示，這需要大量的工作以及和醫學社群的密切合作，才能發展出那種讓常民也能介入醫學的專家技能。[11]第五章檢視了常民發展新的疾病分類之嘗試，並顯示「成為科學家」確實是非常困難的。這個問題指向了我們的一個主題：雖然一群個人可能很確定他們正在經驗一種新的症狀，但只有經由不涉及利益的歷史角度來進行專門的流行病學研究，才能夠指出何者可能是一種新的疾病，而何者只是對一系列個人感覺的過度解讀，後者等於是種消費者引導的疾病時髦；如果醫師自己也會受到時髦所影響的話，那麼消費者會如此也就不令人意外了。

總而言之，所有能夠蒐集到的醫學資訊，對增益消費者與醫療當局的互動都有用處，但必須以謙卑之心來使用資訊，絕對不能把知識和專家技能混為一談，知識只是專家技能的成分之一而已。醫學訓練要求醫師、獸醫師等在實作中向有經驗的老練從業者學習，這是因為許多的技藝帶有默會致知與手藝般的性質，光靠書本學習是絕對不夠的。此外醫師也必須學會如何處理醫療中的不確定性，掌握醫學的直觀推斷、經驗法則以及其他沒有形式化的專家技能成分，來幫助他們做出正確的診斷與醫療介入。如果資訊和專家技能是同一回事的話，那麼電腦就可以取代醫師了，而這是不可能的。[12]

結語

我們論證的一個潛在前提是，治療的基礎從「人口平均試驗」（ＰＡＴ）轉到「特定的個別原因」（ＳＩＣ）是一件好事，而要靠醫學科學才能達成這樣的轉變。二十世紀的科學史以及以「科倫系列」較早兩本書為例之科學的社會研究（social studies of science），鼓勵我們不要認為一般科學（特別是醫學），能夠變成像素樸的哲學以及星際爭霸戰所設想的那種類似邏輯般的模型。如果有什麼事情是幾乎確定的，那就是：絕對無法完全在詳細的因果互動層次上，對物質世界（更別說對人的身體）達到完全的了解——就身體而言，這可是要全盤了解細胞、化學訊息、電子通路以及思想的互動。然而我們仍舊希望能有更多從ＰＡＴ到ＳＩＣ的轉變，我們必須抱持這樣的期望，否則就必須擁抱一個全然不同的社會，理性在那個社會不再是主導價值；如果我們深思熟慮的話，就會了解這不會是我們喜歡的一種社會：在那樣的社會裡，人口的死因統計不再是種能夠支持全面疫苗接種的論證，也無法再勸說人們支持強制繫安全帶、限制休旅車的使用、對槍枝進行管制、減少溫室氣體排放以及減少在公共場合抽菸。我們也不應該忘記，所謂「自然的」觀念曾在種族主義政治中發揮關鍵的歷史作用。但即使不是有意要拒絕理性與科學的價值，也必須重視在良善意圖下可能帶來的後果。在人口層次上太過熱烈追求沒有科學基礎的治療方法，可能會對醫學科學有間接的作用，這是經濟資源不足所帶來的後果，一旦我們把焦點從個人身上移開，就無法忽略這股力量。[13] 我們必須決定是否要減緩、維持或是加快從PAT到SIC的轉變速度，如果不希望減緩它的話，那麼對於在政策層面如何玩另類治療的遊戲，就必須非常謹慎。

不久的將來，不難想像某些癌症治療或某些腦部與神經傷害的治療會出現這樣的轉變。就這些問題而言，在個別細胞層次上進行類似在個別骨骼層次上的介入，其時機可能就要來臨了。儘管如此，討論維他命C的第四章所強力指出的一點，我們在此還是要加以重申：就個人而言，追求沒有科學基礎的另類選擇是完全合理的，雖然就集體政策而言並不然。[14] 醫療科學的邏輯不同於個人治療的邏輯，而關鍵在於不要把兩者混為一談。醫療科學不應該對想要在別的地方尋求另類選擇的人說「不」，我們對身體的所知還是太少，對於身體和心靈的所知更是如此，因而不足以讓我們支持這樣的結論。

我們知道在救助相對於科學、短期相對於長期、個人相對於集體的問題，沒有現成的解決方法，但我們試著指出短期的解決方案並非事情的全貌。個人雖然擁有更多的選擇，但不管這些選擇對那些希望渺茫的人來說多具有說服力，卻可能意味著其他人的選擇減少；這一代有更多的選擇，或許意味著未來的世代只剩更少的選擇。我們所能提供的唯一答案是：在做選擇時要把這些考量放在心上。這樣的抉擇必須在不同層次的知識與理解脈絡下，以不同的方式來進行。知識與理解越多越好，但這並不意味著將網路或是報紙上看到的東西信以為真；真正的理解是更難達到的。醫療專業和醫學科學注定要一再犯錯；這是一般科學（特別是醫學）的本質。醫學科學犯錯的機會，比物理學或工程學更多。但如果因為醫學科學會犯錯就決定放棄它，這會是錯誤的結論。

一九九三年，我們在科倫系列的第一本書中寫到：

對某些人而言，科學是抱持使命出征的騎士，遭到頭腦簡單的神祕主義者圍攻；更為邪惡的人物則等待著無知的勝利，再趁機建立新的法西斯主義。對其他人而言，科學才是真正的敵人；我們這個溫和的星球、辛苦慢慢培養出來的善惡判斷、對詩意與美的感受，都遭到唯利是圖的資本家所控制的科技官僚所攻擊，這是文化的對立面。對某些人來說，科學帶給了我們農業自給自足、治癒重病，以及連繫朋友和熟人的全球網絡；對其他人而言，它帶來的是戰爭的武器、當太空梭在空中墜落時學校老師死於火海，還有那默默欺騙並毒害骨髓的車諾比。

在一九九八年出版的權威性西方醫學史《賜與人類的最大福祉》（*The Greatest Benefit to Mankind*）中，科學史學者若伊．波特（Roy Porter）針對醫學表達了類似的感觸。他寫到：「就其粉絲而言，現代醫學的微生物獵人和微晶片使得西方人能夠逃離死亡的幽谷，享受更長更健康的生命；對其批評者而言，這是大屠殺（Holocaust）與古拉格（Gulag）的時代，而醫師和精神科醫師則毫不猶豫地參與了這些暴行。科學醫學或許是穿著閃亮盔甲的騎士，或許是新的附身惡靈」

（669）。

如果我們在這兩邊選一邊站的話，我們的書會比較容易寫。如果我們能夠站在醫師的那一邊，或者支持伊凡・伊里奇（Ivan Illich）在一九七〇年代的著名宣稱：醫療體制已經成為「對健康的主要威脅」，那麼我們將能提出更活潑引人的命題。我們可以把焦點放在天花與小兒麻痺的消滅或近乎消滅，抗生素如何使得致命的疾病變成只是讓人不便的困擾，以及在生產時死亡如何從令人熟悉的戲劇角色轉變為罕見的事件，以至於不再是令人信服的情節。[15]或者我們可以指出，製藥產品是美國主要的死因之一，而外科醫師常搞砸手術，以至於在越戰期間每年在醫院裡被外科手術殺掉的人，要比戰爭本身殺死的人還多。[16]然而，我們今天已經知道知識的這兩面，因此一本關於醫學的書必須要比這些論戰來得較不吸引人而更難書寫。

讓我們感到驚訝的是，相較於稍早「科倫系列」的書，我們發現自己在這本書中更加站在科學那一邊。[17]在較早的兩本書中，我們談到「正反邏輯」（flip-flop logic）的危險。我們覺得科學和科技受到過度推銷了，把它們描繪成通往知識的金光大道（正面），會導致當科學明顯無法達成這樣的理想時，反而有遭到全面拒絕的危險（反面）。今日的世界有太多的反面了；拒絕專家知識，在消費者選擇的旗幟下要求用膚淺的民粹主義取而代之，這太容易了。「醫學騎士」確實不再穿著閃亮的盔甲，它殘存的盔甲生鏽剝落得嘎嘎作響，有著會割傷人的毛邊，它的劍有缺口而且已經鈍了。所以當你和這位騎士打交道時，要深思熟慮且小心翼翼，但你仍應該要滋養它，擦亮它，並對它微笑。騎士的使命沒有改變，仍是救助那些受苦的人，它的劍依舊揮舞。

譯後記

李尚仁（中央研究院歷史語言研究所副研究員）

在病人不知情的狀況下，給對方沒有療效的安慰劑，告訴對方這是特效藥，結果往往有相當比例的病人病情為之好轉，而醫學對如此奇怪的現象卻還沒有很好的科學解釋；沒有受過正規醫學教育的冒牌醫師之所以露餡，很少是因為醫療疏失，而絕大多數是由於和醫療無關的不當行為被抓包，連帶掀出底細；將一批發炎扁桃腺的幻燈片秀給治療經驗豐富的醫師判斷是否需要切除，但其中有兩張其實是重複的，結果大多數醫師對這兩張幻燈片做出相同判斷的機率和瞎猜差不多；愛滋病病患團體與同志社群對美國頂尖醫學專家主導的抗病毒藥物臨床試驗提出許多批評，透過示威和其他手段干擾施壓，使得政府研究機構調整作法，但在衝突磨合的過程中，醫學專家驚訝地發現這些沒有醫學背景的社運人士，竟然能夠對藥物試驗的方式提出許多中肯而具有建設性的建議。

本書討論了不少這類不尋常的醫學案例，乍看之下或許會讓人覺得作者是要找醫界的麻煩；讀者若知道兩位作者是沒有醫學背景的社會學者，可能還會懷疑這是人文社會學科的「仇醫」論述；如果還聽說兩位作者常被稱為社會建構論（social constructivism）的大將，或許更會覺得這是本懷疑科學、攻擊醫學的「後現代」著作。然而，本書在探討這些尖銳的醫學爭論之後，提出的主張卻是：在這個醫學資訊取得便利的時代，常民不要以為讀過一些醫學文獻或網路文章就能以專家自居，因為醫療技能需要長久的訓練和實作才能取得；公共資源不應用於沒有科學基礎、未經臨床試驗檢證過的另類療法；面臨疫苗安全性問題這類爭議，民眾應該根據統計科學提出的證據來做決定，不該聽信反疫苗運動引用不確定之個案而訴諸情緒的說法；醫學科學雖然有不確定性，但是為了集體和長期的利益我們還是應該加以支持。這種對比似乎令人出乎意料。要如何解釋與理解這樣的違和感？最好的辦法，當然就是閱讀下去，細細品味本書令人驚訝的內容、細膩的分析和不乏幽默的筆調。但在此先對作者與本書的背景做個簡單介紹。

從一九七〇年代中到一九八〇年代，英國興起一個自稱「科學知識的社會學」(sociology of scientific knowledge，簡稱ＳＳＫ）的學派。他們認為社會學過去的研究往往只探討科學的外緣因素，如制度、倫理、機構與經費等，卻沒有分析科學的知識內容，而且往往把科學知識的性質視為只是自然的真相與法則的逐步揭露；至於科學如何達成對自然的理解，則專屬於科學哲學處理的範圍。在處理科學爭議時，傳統社會學往往訴諸文化、信仰與利益等社會因素來解釋為何有人會抱持「錯誤的」科學主張（亦即在爭論中落敗者的說法）；至於爭論獲勝的一方及其主張，則簡單地歸諸於自然證明他們是對的，或是他們依循了正確的科學方法等等。ＳＳＫ反對這種傳統的看法，他們主張對科學知識的內容也要做社會學的研究，對於「正確的」科學主張為何在爭論中獲勝，也需要進行社會學的解釋。[1] 本書作者柯林斯與平區是ＳＳＫ重要代表人物，平區成名的研究是關於太陽微中子問題（solar neutrino problem）的物理學爭論，[2] 之後又將科學知識社會學的研究方延伸至科技研究。[3] 柯林斯則多年來一直追蹤物理學界的重力波偵測研究。（是的！就是最近終於成功偵測、認為證實愛因斯坦學說重要預測的重力波研究）。[4]

SSK的主張受到孔恩（Thomas Kuhn）相當大的啟發。孔恩的《科學革命的結構》一書提出，科學的舊典範與新典範其實是無法共量的（incommensurable），因此在科學革命的爭辯中，並沒有兩個典範之外某種超然標準來斷定雙方誰對誰錯。[5]從SSK的角度看來，新舊典範無法共量的說法既駁斥了傳統科學哲學認為有種類似邏輯步驟般的科學方法，科學家據此透過實驗觀察來檢證理論假說。孔恩還以心理學的語言來形容舊典範面臨越來越多異例（anomaly）時所面臨的危機，並將新舊典範的交替比擬為完形心理學的轉換。SSK則不取心理學的解釋，而要以社會學的方式來分析科學爭議，訴諸社會因素來解釋爭議的產生與解決。此外，孔恩強調教育訓練與權威在「常態科學」中的重要性，也強化SSK對於將科學知識當成一種人為的社會產物來加以研究的信念。SSK另一個重要的理論源頭則是哲學家維根斯坦後期的思想，尤其是維根斯坦對「規則依循」(rule-following）的懷疑論看法，進而提出科學研究發現總是有解釋的彈性，科學家進行科學研究的方式，無法被化約為對某種規則（科學方法）的依循。換言之，過去邏輯實證論、邏輯經驗論、否證論等傳統科學哲學的看法，都是錯誤的。科學知識是人造的產物，科學研究基本上是種社會性質的知識活動。[6]

兩位作者之一的柯林斯，對於ＳＳＫ的研究方法多所討論，他關切的核心課題之一是「可重複性」（repeatability）或「重製」（replication）。[7]科學家強調對實驗發現的檢證方法，就是該發現是否能夠重複或重製：其他研究者可否用同樣方式做出同樣的結果。柯林斯卻指出大多數的科學研究結果從來未曾經歷過重製的檢驗，理由也很簡單，科學強調原創的發現，如果別人已經發現了，其他研究者通常不會花大力氣來成為不會有人重視的第二人。科學家也沒時間對所有前人做過的相關研究成果一一重新檢驗，大多數時候就是信任接受該研究領域眾所接受的看法。[8]另一方面，重製不是件容易的事情，通常不是按照對方報告所描述的步驟照章行事就能達成。柯林斯有個著名的研究，討論建造ＴＥＡ雷射的重製過程：當此一雷射機器被建造出來後，其他研究團隊很有經驗的研究者卻怎麼也無法重製，只有當最初造出此一雷射的實驗室派出其團隊成員，前往對方實驗室交流指導後，其他實驗室才能成功複製此一結果。[9]這個個案研究也凸顯出波蘭尼（Michael Polanyi）一九五八年在《個人知識》一書探討的默會致知（tacit knowledge）這個概念的重要性。波蘭尼指出有些技能，包括日常生活常見的騎腳踏車，是只能靠實際練習取得，而無法透過文字概念的理解來學會。[10]建造TEA雷射乃至許多實驗研究所需要的技能，或是本書討論的診斷技能，也屬於這類只能體會而無法言傳的能力。

若持不同觀點與立場的研究者無法重製對方的科學發現，便會產生爭議，這時便會出現本書在討論維他命C治癌爭議那章所提到的「實驗者的迴圈」：A宣稱其研究有了重要的科學發現，B的研究無法將其重複發現而宣稱A的研究有問題和錯誤，A則反過來指控B沒有把研究做好、研究者的技能不夠好……。就SSK的觀點而言，這種爭議並沒有甚麼獨立的科學方法或科學判準來判斷誰是誰非；柯林斯認為，爭議的勝敗最後取決於由該研究領域科學家所構成的「核心群組」（core sets）在爭論與協商後所達成的結論。[11] SSK側重研究科學爭議，認為常態科學很像傳統科學哲學的描述，彷彿就是按照方法步驟進行的活動，柯林斯稱此為「演算法式的」科學模型（algorithmical model）；只有在激烈的爭議中，尤其是勢均力敵的科學家彼此攻防的過程中，才會揭露出對立雙方原本隱而不顯的不同立場、預設、思路、技能乃至利益——這是對科學知識進行社會學分析的絕佳時機。不過SSK研究的爭論不僅限於典範轉變的科學革命時期的爭論，也包括部分科學家提出和正統看法不一致的不尋常主張（但還未到推翻典範的程度）時，所引起的激烈爭論。[12]

SSK這種強烈的社會學主張，毫無意外地會引起許多批評。其中最常見就是認為這些社會學家認為科學不過是社會利益建構的產物，其所從事的是帶有激進政治傾向的科學批判，甚至是種反科學的「後現代」文化運動。然而，仔細閱讀SSK著作就會發現實情正好相反，這些社會學者當中有不少在大學時代原本攻讀自然科學，其研究旨趣往往和這樣的訓練背景有密切關係。筆者當年在倫敦大學攻讀醫學史，本中心在一九九五年邀請了柯林斯與布洛爾（David Bloor）對談。過程中可以看出這兩位學者對彼此有很大的敬意，但也有些不同意見。演講一開場，柯林斯就表明學界有些人認為他反科學，但事實恰好相反，他認為科學是我們現有最好的知識探求方式，必須加以珍惜。[13]此外，他強調就如同物理學家用物理學概念來解釋物理現象、生物學家用生物學概念來解釋生命現象，研究科學知識的社會學家也是使用社會制度等概念來解釋科學家的作為。[14]換言之，SSK認為科學知識的生產是可以用社會「科學」的方法來加以分析探討。你可以不同意SSK學者對科學知識性質的看法，或是不認同他們的社會學研究主張，但說ＳＳＫ「反科學」是很不公允的。

「科倫」（The Golem）系列叢書可以說是柯林斯與平區對於普及ＳＳＫ的努力，之前兩本書《科倫：人人對科學都該有的認識》、《不羈科倫：你對科技該有的認識》分別處理科學與技術。[15]這三本書主要取科學史與社會學等領域，大多是改寫其他學者的個案研究成果，但以作者的觀點重新加以詮釋。比起當代物理學等學科，對一般讀者而言，醫學知識應該親近多了；然而柯林斯與平區卻表明在這三本書中，《科倫醫生吐真言》是最難寫的，這兩位合作超過二十多年的學者甚至自承，在寫作這本書第八章時出現嚴重的歧見，幾乎導致此書無法完成。這樣的困難或許不是來自於醫學知識的困難艱深，而是來自於醫學知識的切身對人人皆然，連分析知識的社會學家也不例外。若說科學爭議會凸顯出科學家深藏而執著的立場與預設，那麼為自己或親人進行困難的醫療決定時，往往也會透露出個人最深刻的價值與信念。

兩位作者在討論平區一家為女兒接種疫苗所做決定時所出現的分歧，或許也可從他們近年的不同研究方向看到線索。柯林斯除了繼續他近三十年來對重力波研究的社會學探討，也進一步對專家技能做進一步的研究。[16]他和另一位社會學者伊凡斯提出所謂「第三波」(Third Wave)科技與社會研究的說法，主張分梳不同的專家技能及其在民主社會中有應有的角色，其中本書一再提及「貢獻型專家技能」與「互動型專家技能」這兩個範疇：前者是從事研究的核心群組成員的技能，它們能對研究議題直接做出實質的貢獻；後者則關心特定科學研究領域，不只花費大量時間研讀相關文獻、學習知識內容，且和該領域科學家有密切的溝通與互動，而能間接地幫助前者看到某些研究盲點、協助調解爭議乃至幫助貢獻行專家做出更好的研究。本書所討論的愛滋病社運人士就屬此一範疇。[17] 柯林斯認為科學在當代社會中之所以不同於其他領域、之所以特別重要，乃是因為科學家這個團體經由長期訓練、互動與研究實作所得來的專家技能，以及他們對於知識的態度與秉持的道德(而不是因為他們遵循某種嚴格的「科學研究方法」)。柯林斯認為西方社會目前有著一股「人人都可以是專家」的風氣，許多外行人自認為可以對科學該如何進行以及科學知識的對錯發表看法，他對此很不以為然。他強調科學在現代西方民主社會應該享有崇高的地位，科學應該是常民思考與行動的模範，而非讓政治勢力或外行人的意見隨意影響科學研究。他強調科學的特殊地位是關乎民主社會存續的重大之事；然而這不是要回到一九六〇年代之前那種由上而下的科學主義立場，而是要慎思明辨各種不同專家技能及其限制，讓其能發揮正面的作用。柯林斯對專家技能的分析與強調，同時也是對科學專家與科學本身的捍衛與辯護。[18]

另一方面，平區從事科技社會學的研究，年輕時喜愛搖滾樂的他與人合寫了一本研究搖滾樂器電子合成器的專書，[19]並投入聲音研究（Sound Studies）；此外他的研究越來越強調科技使用者所扮演的角色。[20]在各自的研究中，柯林斯主張要保障科學專家在社會中的特殊地位，平區則強調科技使用者的重要性。將這兩種不同的研究方向關連到他們在第八章的不同看法，不只饒富興味，也引出一些值得深思的議題。熟悉STS這門學科的讀者大多知道，SSK常又被歸類成兩派，最初任教在英國巴斯大學（Bath University）的柯林斯以及在該校取得社會學博士學位的平區等人，常被稱為巴斯學派。另一派則是台灣較熟悉的以愛丁堡大學為中心、提出著名的強綱領（strong programme）的愛丁堡學派（Edinburgh School）。[21]這兩派在研究取向與理論主張上都大同小異，但其中一個相當顯著的差別在於，愛丁堡學派成員經常訴諸階級、政治立場等「巨觀」的社會因素，來解釋科學爭論雙方的不同主張，例如史蒂文・謝平（Steven

Shapin）與賽門・夏佛（Simon Schaffer）的名著《利維坦與空氣泵浦》（*Leviathan and the Air-Pump*）將霍布斯與波以耳等人的爭論，連結到內戰後對於英國政治秩序、教會與自然哲學之間關係的不同看法與願景；謝平的《真理社會史》則將實驗哲學所涉及到的信任問題連結到十七世紀英國的紳士（gentlemen）文化；麥肯錫（Donald A. MacKenzie）對十九世紀英國統計學的研究，探討其與中產階級專業人士興起的關係。[22] 相對地，巴斯學派分析的尺度則較小，往往聚焦於核心群組以及實驗室的實作，因此其研究有時也被稱為科學的微觀社會學（micro-sociology）。兩位作者開宗明義就表示這本書只探討醫學的知識問題，對於醫學議題的社會研究常討論到的健康產業與大藥廠的利益等問題，過去已有許多研究，因此本書不予處理。愛丁堡學派與巴斯學派的兩種不同取向，各有其優缺點，前者在社會利益與科學主張之間所做的連結常受到質疑，[23] 後者則可避免這樣的問題；然而，在討論到醫療知識與決策的問題時，幾乎必然會觸及到信任的問題，而分析醫療的信任問題則似乎很難不觸及到相對巨觀的社會利益問題。

後記：這本書翻譯過程獲得林昱辰小姐、曾令儀小姐、蔡宛蓉小姐、楊文喬先生寶貴的協助，使得我的工作進行順利很多。我曾在陽明大學和中研院合作之「巨人的肩膀」課程採用此書做為教材，參與此一課程的助教與同學在討論中提出的意見，讓我獲益不少。左岸編輯林巧玲小姐和我推敲此書的中文譯名許久，也一如往常對於譯文提出許多有用的建議。謹在此向致上誠摯的謝忱。

書　目
BIBLIOGRAPHY

Arksey, Hilary. *RSI and the Experts: The Construction of Medical Knowledge.* London and Bristol, Pa.: UCL Press, 1998.

Aronowitz, Robert A. *Making Sense of Illness: Science, Society, and Disease.* Cambridge and New York: Cambridge University Press, 1998.

Ashmore, Malcolm, Michael Mulkay, and Trevor Pinch. *Health and Efficiency: A Sociology of Health Economics.* Milton Keynes: Open University Press, 1989.

Baker, Jeffrey P. "Immunization and the American Way: 4 Childhood Vaccines." *American Journal of Public Health* 90.2 (2000): 199–207.

Banks, Jonathan, and Lindsay Prior. "Doing Things with Illness: The Micro Politics of the CFS Clinic." *Social Science and Medicine* 52 (2001): 11–23.

Becker, Howard S. *Boys in White: Student Culture in Medical School.* Chicago: University of Chicago Press, 1981.

Beecher, H. K. *Measurement of Subjective Responses.* New York: Oxford University Press, 1959.

Beecher, H. K. "The Powerful Placebo." *Journal of the American Medical Association* 159 (1955): 1602–6.

Blaxter, Mildred. "The Cause of Disease: Women Talking." *Social Science and Medicine* 17 (1983): 59–69.

Bloor, Michael. "Bishop Berkeley and the Adeno-tonsillectomy Enigma." *Sociology* 10 (1976): 43–61.

Bosk, Charles L. *Forgive and Remember: Managing Medical Failure.* Chicago: University of Chicago Press, 1979.

Brown, Phil. "Popular Epidemiology and Toxic Waste Contamination: Lay and Professional Ways of Knowing." *Journal of Health and Social Behavior* 33 (1992): 267–81.

Brown, Phil, et al. "A Gulf of Difference: Disputes over Gulf War—Related Illnesses." *Journal of Health and Social Behavior* 42 (2000): 235–57.

Bynum, W. F., C. Lawrence, and V. Nutton. *The Emergence of Modern Cardiology.* London: Wellcome Institute for the History of Medicine, 1985.

Cameron, Ewan. *Hyaluronidase and Cancer.* New York: Pergamon Press, 1966.

Collins, H. M. *Artificial Experts: Social Knowledge and Intelligent Machines.* Cambridge, Mass.: MIT Press, 1990.

Collins, H. M. "Dissecting Surgery: Forms of Life Depersonalized." *Social Studies of Science* 24 (1994): 311–33.

Collins, H. M. *Gravity's Shadow: The Search for Gravitational Waves.* Chicago: University of Chicago Press, 2004.

Collins, H. M., G. Devries, and W. Bijker. "Ways of Going On: An Analysis of Skill Applied to Medical Practice." *Science, Technology, and Human Values* 22.3 (1997): 267–84.

Collins, H. M., and Robert Evans. "King Canute Meets the Beach Boys: Responses to the Third Wave." *Social Studies of Science* 33.3 (2003): 435–52.

Collins, H. M., and Robert Evans. "The Third Wave of Science Studies: Studies of Expertise and Experience." *Social Studies of Science* 32.2 (2002): 235–96.

Collins, Harry, and Trevor Pinch. *The Golem: What Everyone Should Know About Science.* Cambridge and New York: Cambridge University Press, 1993. [2nd ed. in paperback; Canto, 1998]

Collins, Harry, and Trevor Pinch. *The Golem at Large: What You Should Know about Technology.* Cambridge and New York: Cambridge University Press,1998. [Paperback ed.; Canto, 1998]

"Complementary Medicine." Special issue, *New Scientist* 2292 (May 26, 2001).

Derbyshire, Robert C. "The Make-Believe Doctors." In *The Health Robbers: A Close Look at Quackery in America,* edited by Stephen Barret and William T. Jarvis, 45–54. Buffalo: Prometheus Books, 1980. [2nd updated version 1990]

Enserink, Martin. "Can the Placebo Be the Cure?" *Science* 284 (1999): 238–40.

Epstein, Steven. *Impure Science: AIDS, Activism, and the Politics of Knowledge.* Berkeley, Los Angeles, and London: University of California Press, 1996.

Fox, Renee C. "Medical Uncertainty Revisited." In *Handbook of Social Studies in Health and Medicine,* edited by Gary L. Albrecht, Ray Fitzpatrick, and Susan

C. Scrimshaw, 409–25. London, Thousand Oaks, and New Delhi: Sage, 2000.

Friedman, N. *The Social Nature of Psychological Research.* New York: Basic Books, 1967.

Glassner, Barry. *The Culture of Fear.* New York: Basic Books, 1999.

Groopman, Jerome. "Hurting All Over." *New Yorker,* November 13, 2000, 78–92.

Hardy, Michael. "Doctor in the House: The Internet as a Source of Lay Health Knowledge and the Challenge to Expertise." *British Medical Journal* 321 (1999): 1129–32.

Harrington, Anne, ed. *The Placebo Effect: An Interdisciplinary Exploration.* Cambridge Mass.: Harvard University Press, 1997.

Harrow, David H. "Indications for Tonsillectomy and Adenoidectomy." *Laryngoscope* 112 (2002): 6–10.

Hasslberger, Josef. "Medical System Is Leading Cause of Death and Injury in US." *New Media Explorer.* http://www.newmediaexplorer.org/sepp/2003/10/29/medical_system_is_leading_cause_of_

death_and_injury_in_us.htm.

Helman, Cecil G. "'Feed a Cold, Starve a Fever': Folk Models of Infection in an English Suburban Community, and Their Relation to Medical Treatment." *Culture, Medicine and Psychiatry* 2 (1978): 107–37.

Horrobin, David F. "Are Large Clinical Trials in Rapidly Lethal Diseases Usually Unethical?" *Lancet* 361 (February 22, 2003): 695–98.

Horton, Richard. *MMR: Science and Fiction; Exploring a Vaccine Crisis.* London: Granta Books, 2004.

Horton, Richard. *Second Opinion.* London: Granta Books, 2003.

Howell, Joel D. *Technology in the Hospital: Transforming Patient Care in the Early Twentieth Century.* Baltimore: Johns Hopkins University Press, 1995.

Hrobjartsson, Asbjorn, and Peter C. Gotzsche. "Is the Placebo Powerless? Analysis of Clinical Trials Comparing Placebo with No Treatment." *New England Journal of Medicine* 344 (2001): 21, 1594–1602.

Illich, Ivan. *Limits to Medicine: Medical Nemesis, the Expropriation of Health.* Harmondsworth: Penguin, 1976.

Juhnke, Eric S. *Quacks and Crusaders: The Fabulous Careers of John Brinkley, Norman Baker, and Harry Hoxsey.* Lawrence: University Press of Kansas, 2002.

Lachmund, Jens. "Between Scrutiny and Treatment: Physical Diagnosis and the Restructuring of 19th Century Medical Practice." *Sociology of Health and Illness* 20 (1998): 779–801.

Lachmund, Jens. "Making Sense of Sound: Auscultation and Lung Sound Codification in Nineteenth-Century French and German Medicine." *Science, Technology and Human Values* 24 (1999): 419–50.

Lachmund, Jens, and Gunnar Stollberg, eds. *The Social Construction of Illness:Illness and Medical Knowledge in Past and Present.* Stuttgart: Franz Steiner Verlag, 1992.

Lakoff, Andrew. "Signal and Noise: Managing the Placebo Effect in Antidepressant Trials." Paper presented to meeting of the Society for Social Studies of Science. Cambridge, Mass., November 1–4, 2001.

Lloyd, Andrew R. "Muscle versus Brain: Chronic Fatigue Syndrome." *Medical Journal of Australia* 153 (1990): 530–33.

Maadsen, Kreesten, et al. "A Population Based Study of Measles, Mumps, and Rubella Vaccination and Autism." *New England Journal of Medicine* 347.19 (2002): 1477–82.

Mathews, J., et al. "Guillotine Tonsillectomy: A Glimpse into Its History and Current Status in the United Kingdom." *Journal of Laryngology and Otology* 116 (2002): 988–91.

Maurer, D. W. *The Big Con: The Story of the Confidence Man and the Confidence Game.* New York: Bobbs Merrill Co., 1940.

Millman, Marcia. *The Unkindest Cut: Life in the Backrooms of Medicine.* New York: Harper, 1976.

Monaghan, Lee F. *Bodybuilding, Drugs, and Risk.* London and New York: Routledge, 2001.

Paradise, Jack L. "Tonsillectomy and Adenoidectomy." In *Pediatric Otolaryngology,* edited by C. D. Bluestone, S. E. Stool, and M. A. Kenne, 1054–65. Elsevier Science Health Science Division, 1996.

Paradise, J. L., et al. "Eacacy of Tonsillectomy for Recurrent Throat Infection in Severely Affected Children: Results of Parallel Randomized and Nonrandomized Clinical Trials." *New England Journal of Medicine* 310 (1984): 674–83.

Paradise, J. L., et al. "Tonsillectomy and Adenoidectomy for Recurrent Throat Infection in Moderately Affected Children." *Pediatrics* 110.1 (2002): 7–15.

Pauling, Linus. *Vitamin C and the Common Cold.* San Francisco: W. H. Freeman, 1970.

Pinch, T., H. M. Collins, and L. Carbone. "Inside Knowledge: Second Order Measures of Skill." *Sociological Review* 44.2 (1996): 163–86.

Porter, Roy. *The Greatest Benefit to Mankind.* New York: W. W. Norton and Co.,1998.

Porter, Roy. *Health for Sale: Quackery in England, 1660–1850.* Manchester and New York: Manchester University Press, and St. Martin's Press, 1989.

Prior, Lindsay. "Belief, Knowledge, and Expertise: The Emergence of the Lay Expert in Medical Sociology." *Sociology of Health and Illness* 25 (2003): 41–57.

Richards, Evelleen. *Vitamin C and Cancer: Medicine or Politics?* London: Macmillan, 1991.

Rosenberg, Charles E. *The Cholera Years: The United States in 1832, 1849, and 1866.* Chicago: University of Chicago Press, 1962.

Rosenberg, Charles E., and Janet Golden, eds. *Framing Disease: Studies in Cultural History.*New Brunswick, N.J.: Rutgers University Press, 1992.

Rosenthal, Robert. "Interpersonal Expectancy Effects: The First 345 Studies." *Behavioural and Brain Sciences* 3 (1969): 377–415.

Rosenthal, Robert. "Interpersonal Expectations." In *Artifacts in Behavioural Research,* edited by R. Rosenthal and R. C. Rosnow. New York: Academic Press, 1978.

Rosenthal, Marilyn M. *The Incompetent Doctor: Behind Closed Doors.* Buckingham: Open University Press, 1995.

Shapiro, Arthur K., and Elaine Shapiro. "The Placebo: Is It Much Ado about Nothing?" In *The Placebo Effect: An Interdisciplinary Exploration,* edited by Anne Harrington, 12–36. Cambridge, Mass.: Harvard University Press, 1997.

Silverman, Chloe. "A Disorder of Affect: Love, Tragedy, Biomedicine, and Citizenship in American Autism Research, 1943–2003." PhD diss., University of Pennsylvania, 2004.

Singer, M., et al. "Hypoglycemia: A Controversial Illness in US Society." *Medical Anthropology* 8 (1984): 1–35.

Smith Gordon, C. S., and Jill P. Pell. "Parachute Use to Prevent Death and Major Trauma Related to Gravitational Challenge: Systematic Review of Randomized Control Trials." *British Medical Journal* 327 (2003): 1459–61.

Stiell, Ian G., et al. "Advanced Cardiac Life Support in Out-of-Hospital Cardiac Arrest." *New England Journal of Medicine* 351 (August 12, 2004): 647–66.

Stolberg, Sheryl Gay. "Sham Surgery Returns as a Research Tool." *New York Times,* April 25, 1999.

Talbot, M. "The Placebo Prescription." *New York Times Magazine,* January 9, 2000. Accessed at http://www.nytimes.com/library/magazine/home/ 20000109mag-talbot7.html.

Thornquist, Eline. "Musculoskeletal Suffering: Diagnosis and a Variant View." *Sociology of Health and Illness* 17 (1995): 166–80.

Timmermans, Stefan. *Sudden Death and the Myth of CPR.* Philadelphia: Temple University Press, 1999.

Titmuss, Richard. *The Gift Relationship: From Human Blood to Social Policy.* Harmondsworth: Penguin, 1973.

Wakefield, A. J., et al. "Ileal-Lymphoid-Nodular Hyperplasia, Non-Specific Colitis, and Pervasive Developmental Disorder in Children." *Lancet* 351 (1998): 637–41.

Watts, Geoff. "The Power of Nothing." *New Scientist* 2292 (2001): 34–37.

Wolfe, Robert M., Lisa K. Sharp, and Martin S. Lipsky. "Content and Design Attributes of Antivaccination Web Sites." *Journal of the American Medical Association* 287.24 (2002): 3245–48.

Wright, P., and A. Treacher, eds. *The Problem of Medical Knowledge: Examining the Social Construction of Medicine.* Edinburgh: University of Edinburgh Press, 1982.

註解
NOTE

序言與誌謝

1 蕾內·福克斯（Renee Fox）對於醫學的不確定性做了有系統的討論。

2 就在這本書付印以前，其中一位作者的小孩在鄉間山區跌落之後，緊急外科救了他一條命；他切除了破裂的脾臟，並輸了不少血來補充內出血的失血，當時他的狀況已經近乎受到無法挽回的傷害，很快就有可能致命（這個註解是發生這場意外之後，本書唯一更動的內容）。

3 採用柯林斯和伊凡斯在〈科學研究的第三波〉（Third Wave of Science Studies）這篇論文的取徑，我們發現醫學中有一系列無法逃避的問題，只有透過對專家技能（expertise）的分析才能提出答案。

4 書目中所列的文獻對於本書的寫作有其重要，但不見得在每一章都會特別提到它們。

導論：醫學既是科學，也是救助

1 一個較輕微的混淆困惑，我們在此並未處理，亦即當醫療科學宣佈一項「突破」時，就會導致病患期待有新的療法；然而事實上從科學發現到新療法出現的時間間隔可能是數十年。

2 此一描述取材於Epstein's *Impure Science: AIDS, Activism, ane the Politics of Knowledge*。這章原本刊載於《不羈科倫》，我們獲得劍橋大學出版社的允許後，決定加以完整重刊（並加上新的導論），而忽略該章和本書其他各章在風格上出現輕微不協調的危險。譯者按：at large有自由自在與逍遙法外的意思，本書系的前兩本分別討論科學與技術，兩位作者討論科技的第二本提到，相較於科學，科技更不受控制。在此將at large翻為「不羈」，取其逍遙自由與未受羈押的兩種意思。

3 撲滅天花的成就並非沒有代價，就像任何的疫苗一樣，它有一些嚴重的副作用。（在伊拉克戰爭的脈絡下）據估計，如果要透過重新接種疫苗讓美國所有人口都在天花生物武器攻擊下具有免疫力的話，將會導致數千人因接種疫苗而死亡（大多數是那些生病、衰弱或年老的人）。

4 這個案例相當複雜，因為有些父母希望的替代做法，是接受一系列的單一疫苗接種，雖然仔細分析會發現這樣的選擇並不會改變整個原則。其說法是自閉症和疫苗的生物學關聯在於腸道中的麻疹病毒，但是使用單一疫苗注射的方式也還是會注射麻疹疫苗，卻仍建議父母持續使用單一的麻疹注射。此外，雖然大部分的討論把焦點放在麻疹，然而一般認為德國麻疹以及腮腺炎所帶來的長期風險，要大於疫苗所能帶來的任何傷害。因此使用單一疫苗所帶來的延遲，以及這所帶來的疾病傳播機會，會帶來更多的風險。在本書寫作時，並沒有任何科學證據顯示疫苗的「雞尾酒」風險，足以支持該研究團隊在記者會提出的警告，此一警告並非出自它在《柳葉刀》（*Lancet*）刊出的論文。

5 這和「公有地的悲劇」有關，根據此一理論，如果每個農夫都容許他的家畜盡情在公有地上吃草的話，那麼草皮就會死絕；長期下來就沒有任何農夫能從公有地獲得好處。就這個案例而言，囚徒的兩難是比較適用的，因為在公有地的悲劇這個例子中，每個人都可以看到究竟正在發生什麼事，而在疫苗接種與囚徒兩難的案例中，沒有人知道其他人在做什麼選擇。

6 統計分析中可能會忽略極少數受到影響的案例。

7 這並不意味著說服父母接受此一選擇的邏輯，是一件容易的事情；幾乎沒有比答應接受接種，隨後發現自己小孩得了自閉症更糟的情況了。不管邏輯怎麼說，父母必然會有罪惡感。

8 這本書的兩位作者都進行了這樣的研究；柯林斯研究人與動物的外科手術，平區則研究對動物進行的外科手術。不論是人的外科手術或是動物的外科手術，兩位作者都看過醫師花了很長時間，還找不到血管或器官：在一次幫病人進行心律調節器（pacemaker）的手術時，醫師找不到頭靜脈（cephalic vein）；另一次手術是獸醫在貂的子宮該出現的位置找不到子宮；還有一次是花了半個小時才找到馬的睪丸。書目列出了這些論文：一篇是Collins, “Dissecting Surgery”；一篇是 Pinch, Collins, and Corbone, “Inside Knowledge”；還有一篇是Collins, Devries, and Bijker, “Ways of going on”。

9 我們下一段的想法來自於Jens Lachmund。

10 正如前面所提到，我們在這裡所處理的是已開發社會中，教育程度相對良好之人所接觸到的醫學。開發中社會並沒有我們在此討論的那種選擇，已開發社會的住民有著高比例極度貧窮或教育程度很低的區域，在這樣的情況下是沒有選擇的。我們希望隨著時間的過去，未來每個人都會面臨我們在此所討論的選擇。

11 關於互動型專業技能與貢獻型專業技能的語言，可參見Collins and Evans, “Third Wave”。

12 Becker的 *Boys in White* 是對醫學訓練的經典研究。

13 在第七章，對愛滋病療法的研究描述了另一種成為科學家的方式。

14 參見Richard Horton 的 *Second Opinion*。也可參見同一作者的 *MMR, Science and Fiction*。

15 製藥公司是唯一有足夠財力負擔大型雙盲隨機控制試驗的團體，它們只會在試驗的結果有機會讓其投資得以回收的情況下，才會進行這樣的試驗。參見David Horrobin, “Are Large Clinical Trials in Rapidly Lethal Diseases Usually Unethical?”。

1 醫學的核心破洞：安慰劑效應

1 就運動的例子而言，運動員的心理狀態很明顯地對於其表現會有很大的影響。

2 甚至可能有「反安慰劑效應」(nocebo effect)——心理引起健康的惡化，這點在第五章會加以討論。

3 心理學家已經確定期待效應與報告效應是獨立於安慰劑效應而存在的。

4 這點來自馬丁・艾森林克(Martin Enserink)。

5 這點來自安德魯・拉克夫(Andrew Lakoff)。

6 這個想法是受到一篇關於雙盲安慰劑試驗的報導所啟發，在這場試驗當中，服用荷爾蒙替代療法的實驗組和控制組之間的治療效果並無差別(BBC「今天」新聞節目，二〇〇三年八月八日)。

7 本書作者之一很肯定他那無法從正統醫學得到有效治療的下背痛問題，因為接受一次整脊術療法而得到很大的舒緩，雖然他和他的小孩由於其他病痛曾經試過其他一些另類療法(包括針灸)，卻沒有同樣效果，因此對另類療法有了更多的懷疑。他也無法想像這些療法怎麼可能有效。但另一方面，這位作者對於「科技主導」的診斷與治療有相當的批評，他曾經罹患這種治療方式所無法處理的症狀，結果有個藥劑師卻能輕易瞭解問題所在，並減緩了他的症狀。那些對於另類醫療極度懷疑的人，通常都會忘記正統療法也會失敗(這樣的失敗是必然的)；我們只記得另類療法的失敗。本書另一位作者對於針灸有相當好感。

8 針對隨機對照試驗適合用來測試所有療法的想法，一個非常好笑而反諷的分析可參見Smith and Pell, "Parachute Use to Prevent Death and Major Trauma Related to Gravitational Challenge"。我們的論點更進一步，將那些該使用隨機對照試驗的案例，和那些不該使用隨機對照試驗的案例區分開來，把注意力放在個體層次上對治療之因果關係的理解程度。在降落傘的例子裡，對因果關係的理解顯然是很清楚的。

2 以假亂真：冒牌醫師

1 這和稍早的「科倫」書系中所討論的「實驗者的迴圈」(experimenters' regress）有很強的對應。實驗者的迴圈指的是，對於科學實驗應該產生怎樣的結果還有爭議時，實驗者無法知道實驗是否真的獲得適切地執行。

2 U. S. House of Representatives, *Fraudulent Medical Degress, Hearing before the Subcommittee of Health and Long-Term care, of the Select Committee of Aging*, December 7, 1984, 3.

3 *The New York Times*, December 9, 1984, Late City Final Edition, sect. 1, pt. 1, p. 33, col. 1, National Desk.

4 二〇〇四年中，當本章最後一稿完成已久時，我們找到一篇很早期關於美國冒牌醫師的論文：〈假冒的醫師〉(The Made-Believe Doctors)。就它和本章重複之處而言，其發現和我們一致。這篇論文的作者是羅伯・德比夏（Robert C. Derbyshire），初版於一九八〇年，在一九九〇年有所增訂。德比夏找到一九六九年到一九七八年間，四十七個從事重大醫療工作的冒牌者之相關證據。

和我們一樣，德比夏的美國樣本裡面沒有女人，也發現許多的冒牌醫師，而且他們可以生存相當長的時間，此外他們會被揭穿通常是因為和醫療技能無關的其他犯行。德比夏也發現，透過先擔任和醫療有關的職業，可以讓這些冒牌醫師站穩腳步：「藉由和醫師交往，冒牌者學會足夠的醫療術語，來欺騙那些沒有警覺的人。」(46) 德比夏的報告在資料紀錄上做得更好的一點是，他記錄了那些接受冒牌一般科醫師治療的病人，即使在冒牌者遭到揭穿之後，仍舊心懷感激的程度；我們在稍後的註腳還會再提到這點。然而，德比夏論文的分析令人失望。他的論文是由普羅米修斯出版社（Prometheus Books）所出版，正如這本書的標題所指出，這個書系和這本書的編輯只關注要駁斥邊緣科學。因此德比夏主要的關切是冒牌醫師的醜聞，以及如何降低他們的數量。他並沒有檢視詐騙之所以發生的總體條件，或是冒牌者為何能夠輕易進入醫療專業並在裡面生存，而這又對現代醫學有什麼意義。儘管如此，由於他對冒牌醫師事業的描述，使其論文還是值得一讀。由於我們太晚才發現德比夏的著作，因此本章所做的調整，只是加了這則和另外一則註腳。

5 美國的案例是王馬修（Matthew Wong）在二〇〇四年所蒐集的。英國的研究是在UK ESRC研究計劃R000234576的資助下進行，該計劃的標題是「冒牌醫師：技能的模擬」(Bogue Doctors: The Simulation of Skill)。瓊安・哈特蘭（Joanne Hartland）是該計劃主要的研究者，柯林斯則是指導教授。英國的研究大致上在一九九四年到一九九五年完成。這篇文章的許多段落是直接取自哈特蘭稍早在柯林斯協助下所完成的研究文稿。

6 關於究責的案例，參見太空梭「挑戰者號」(Challenger)災難的相關事件；《不羈科倫》，第二章。

7 就我們的目標而言，這是一個保守的步驟。

8 樣本中的女性人數很少，八十七人當中只有五人是女性。

9 同樣的論證也適用於醫療當局；這本書每個讀者都知道洗髮精不是一種藥，因此沒有人預期冒牌醫師會用洗髮精來治療喉嚨感染。大家會認為，冒牌醫師會非常小心地保護名聲不受影響，因此他是不會做出用洗髮精治療喉嚨這種事情。因此如果把開出洗髮精藥方或類似的事情當徵兆的話，這可能意味著老年癡呆、精神狀況不穩定或是過勞，而不是沒有醫療資格。或許這是為何家庭醫師委員會在處理洗髮精處方時，沒有好好地查核艾金斯的資格——這種事情不像是因為無知而做出來的。

10 羅伯·德比夏〈假冒的醫師〉發現，冒牌醫師會培養出一群忠實的追隨者，小鎮的冒牌醫師尤其如此；這些人對內心信任的家庭醫師竟然受到揭發感到很生氣。在討論在德州的葛羅夫頓（Groveton）詐騙行醫的佛萊迪·布蘭特（Freddie Brant）的案例時，他指出當這位冒牌醫師被揭穿時，該鎮鎮民集結起來支持他。一位農夫說：「我的太太病了十四年了。我們找過拉夫金（Lufkin）、克羅基特（Crocket）和特里尼蒂（Trinity）的醫師，結果沒有任何一個醫師像布萊特醫師這麼好、對她幫助這麼大。她本來病得一蹋糊塗，你該看看她當時的樣子。他治好了他。現在她可以擠牛奶跟做各種事情。」(46）德比夏說當地的陪審團拒絕判布萊特有罪，因為根據報紙說，支持他的證詞就像「火山岩漿」一樣源源不絕。他也描述了一位受到信任的冒牌醫師在紐約州一個小鎮六年的行醫過程，並形容這是很典型的：「他甚至贏得其同儕的尊敬，他們常常打電話向他諮詢。當他終於被揭發時……他那些忠實支持者痛苦的呼喊迴盪在整個赫德遜河（Hudson River）上。他們甚至發動請願，想要讓他能夠繼續行醫。」(50）

德比夏對此的解釋，和他論文那種揭穿駁斥的基調一致；他認為這種忠實是現在所謂的「認知失調」(cognitive dissonance）所帶來的後果：「民眾把他們的醫師當成是真的，不願意自己看起來像個傻瓜，因此堅持這些醫師的服務很有價值（然而德比夏承認：「其他人或許會**相信**他們真的受到幫助」：51，強調是我們加上的）。我們傾向於相信實際狀況更類似我們的描述，由於醫療科學的性質，一個具有同理心的業餘者有足夠的空間成功處理大多數的一般疾病，而碰到困難的案例則將之轉診。

11 在某些國家，像是俄國與古巴，醫療專業人員的收入低很多。

12 和疫苗（參見第八章）一樣，我們也缺乏這些關於個人的資訊，我們也沒有那種不需要倚賴人口調查的個人資訊。

3 扁桃腺：診斷與處理不確定性

1 資訊來自於 Joel D. Howell, *Technology in the Hospital*。

2 導論中討論到這些新科技的重要性之一，在於提高醫師凌駕於病人之上的權力。

3 值得注意的是，從自我診斷到向醫學專家諮詢，決定此種過程的關鍵因素和健保系統的組織方式與給付的方式有關，甚至也與醫學專家大致上所具有的權威有關。普及性的問題顯然具有極大的重要性。如果看醫師要花很多錢，而你又沒有醫療保險的話，你就不會去諮詢醫學專家。更微妙的是，如果該體系的風氣強烈不鼓勵你浪費醫師的時間，那麼你在諮詢專家之前，可能會做更多的自我診斷。然而，這樣的系統也可能賦予醫師太大的權威，而使得真正需要照護的人不願意去看醫師。不過美國的醫師很清楚，當病人擁有選擇權且醫師權威低落，有些人會為了最瑣碎的病痛去看醫生；而在其他的體系下，這些毛病可以有效使用自我治療或是找藥劑師來加以處理（這在德國和瑞士是更常見的做法）。

4 Jack L Paradise et al.,"Tonsillectomy and Adenoidectomy for Recurrent Throat Infection in Moderately Affected Children."

5 當然在其他的狀況下，這種手術會更有效果，尤其是睡眠呼吸中止症（sleep-related breathing disorder，SRBD）以及其他特定的耳鼻喉科疾病。

6 這些數字來自於 Jack L Paradise,"Tonsillectomy and Adenoidectomy,"in *Pediatric Otolaryngology*, ed. Bluestone, Stool, and Kenne.

4 另類醫療：維他命C與癌症的例子

1 參見Eric S. Juhnke, *Quacks and Crusaders*。

2 參見Collins and Pinch,"The Construction of the Paranormal: Nothing Unscientific Is Happening,"in *On the Margins of Science: The Social Construction of Rejected Knowledge*, ed. Roy Wallis, Sociological Review Monographs 27, pp.230-70（Keele: University of Keele, 1979），這篇文章對邊緣科學有更仔細的檢視。

3 鮑林抗議的結果，使得《美國國家科學院院刊》以後不會再這樣斷然拒絕這類論文，而會像一般的期刊那樣，讓作者有機會回應審查人的評論。

4 在物理科學的例子中所出現的同樣論證，參見Collins, *Gravity's Shadow*, chapter 19。

5 我們注意到理查茲研究寫作的動力，包括她在書中對鮑林的強烈辯護，來自於她認為這個例子中的科學試驗沒有好好地執行，而非科學試驗是無關緊要的。我們這本書從頭到尾所採取的解決之道是，接受醫學科學只能盡力而為，但沒辦法完全正確。

6 當然，某些人可能完全不想要醫學科學。他們可能偏好回到更為魔魅的時代，更為珍視「自然的」或魔幻的，而非試著度量治療的有效性或加以理論化。然而本書寫作的預設是，由於種種好或不好的理由，我們應該追求醫學科學。

5 雅痞感冒、纖維肌痛以及其他受到爭議的疾病

1 和安慰劑效應（placebo effect）相反的效應，在文獻中被稱為「傷害劑效應」（nocebo effect）（來自於拉丁文「我會製造傷害」）。對這種效應的系統性檢驗非常少，因為設計一個後果是會對病人造成傷害的控制試驗，在會遭遇到倫理上的困難。有少數研究支持這種效應的存在。例如，有個研究指出那些認為自己容易罹患心臟病的女性，其死於心臟病的機會，是暴露於同樣風險因素之婦女的四倍。在另外一場實驗中，氣喘病人吸入了無害的氣體，卻被告知他們吸的是刺激物，結果導致接近一半的病人出現呼吸困難；接下來用同樣的氣體來治療這些病人，並且讓他們相信這是氣管舒張劑，結果他們馬上就復原了。雖然有一兩個人在文獻中提出，波灣戰爭症候群這類的症候群是傷害劑效應的表現，但少數對這種效應有興趣的研究者，其研究旨趣主要是探討是否可能降低服用藥物的有害副作用（之所以發生這種副作用，部分原因可能是因為病人預期藥物會有有害的副作用。

2 引自Jonathan Banks與Lindsay Prior，〈Doing Things with Illness: the Micro Politics of the CFS Clinic〉。

3 參見Silverman，〈A Disorder of Affect〉。

4 參見Arksey，《RSI and the Experts》。

5 參見《不羈科倫》。

6 蔑視死亡：心肺復甦術

1 Stiell et al. "Advanced Cardiac Life Support"（引自647頁）。

7 愛滋病患運動

1 Collins and Pinch, *The Golem at Large*, pp.126-50.

2 有人向我們指出，應該是下鎖骨靜脈，而非下鎖骨動脈。

8 疫苗注射與父母的權利：MMR（麻疹、腮腺炎與德國麻疹）三合一疫苗，以及百日咳

1 參見《柳葉刀》Wakefield et al的論文。

2 參見Wolfe et al的論文。

3 這裡有一種介於中間的可能性，是我們以扁桃腺切除術為主題的第三章首度討論過了。一般人口當中可能有一部分的人更容易受到MMR疫苗的傷害。如果我們能夠辨認出這一小部分的人，那麼流行病學研究或許可以比較他們接種疫苗的風險和麻疹的風險，或甚至發現前者大於後者。要找出有如個別骨折那樣的因果關係鍊，這樣的發現當然會是第一步。

4 我們說「幾乎可以確定」，是因為一般認為這些疾病的消滅要歸功於疫苗接種，但某些反疫苗接種的網站卻認為，這其實要歸功於健康與營養的改善。這些網站這種說法很難讓人置信，因為即使

在開發中國家，這些疾病也已經消滅或是盛行率大為降低。

5 有人認為不該接種德國麻疹疫苗，而是所有盡責的父母都應該讓女兒在小時候就感染德國麻疹，以確保日後她們在懷孕時不會罹患這個疾病（懷孕時感染會對嬰兒構成嚴重的風險）。這個論點認為接種德國麻疹疫苗的預防效果，比不上感染這個疾病之後所帶來的免疫效果。這樣的邏輯變成是，政府有責任要讓小女孩感染德國麻疹。這個論點並不會影響我們的主張之整體邏輯，即便它可能對細節有所影響。在德國麻疹疫苗出現之前，（至少在英國）父母的習慣是讓他們的小女兒和感染德國麻疹的人接觸。

6 詹姆斯．諾提（James Naughty）主持這場討論。

7 平區這段時間住在美國，並沒有接觸到英國的辯論，也沒有聽到工黨發言人的廣播。然而他認為工黨之所以抗拒分開接種疫苗的政策，是因為他們認為這會使得三合一疫苗當中的腮腺炎疫苗接種率降低，因為這個疾病比較不致命。

8 迄今大約有一百人左右死於這個疾病。

9 我們感謝羅伯．伊凡斯（Robert Evans）強調這一點。

10 當我們在二〇〇三年晚期進行寫作時，柯林斯的立場是少數，至少在學術界而言是如此，而平區的觀點則廣為接受。在〈喀努特王〉（King Canute）以及他和伊凡斯合寫的論文〈第三波〉（The Third Wave）這兩篇論文中，柯林斯進一步發展與辯護他的論點。必須指出的是，如果魏克菲爾德的觀點獲得實質的研究加以支持的話，即便這是個少數派的觀點，情況也會有所不同。

11 極為相關的文獻是喬治亞州亞特蘭大市的疾病管制局（Centers for Disease Control）的健康與人力服務部門（Department of Health and Human Service）所提出的DTP10/15/91號文獻；以及康諾特實驗室（Connaught Laboratories Inc）所提出的〈免疫接種回顧〉（Immunisation

Review），後者沒有註明日期。

12 這裡顯然出現某些錯誤，因為平區引用的一張傳單之前說這個數字是一七五〇人中有一人，但柯林斯當時並沒有看到這個數字〔柯林斯〕。

13 但是請參考葛拉斯納（Barry Glassner）寫的《恐懼的文化》（*The Culture of Fear*），他在書中記錄百日咳的恐慌是如何在美國散播，並且主張新的疫苗既比較貴又比較無效（174-179）。

14 雖然平區當時並不知道這點，但這個案例稍微複雜一些，因為百日咳這種疾病很難達到集體免疫力。這是因為這種疫苗並不是百分之百的有效；它的效力在幾年後就消退了；而老年人並沒有注射疫苗，因為它的副作用在老年人身上更強。因此百日咳仍舊是本土病（endemic），但是透過疫苗接種，在最容易受到它傷害的群體（小孩子）中，能夠保持一個很低的罹患率，雖然他們日後仍舊可能從父母或年紀大一點的兄姊那邊得到這個疾病。

15 我們感謝康乃爾ＳＴＳ課程（Cornell Program in Science and Technology Studies）的行政人員為我們找到這篇報紙文章，讓我們能夠取得這個資料。

16 參見Maadsen et al的論文。

17 作者是理查．裴瑞茲－裴那（Richard Perez-Pena）。

結論：再探主題

1 個體－集體的緊張當然是社會政策的慣常主題，參見理查．提莫斯（Richard Titmuss）對於不同國家的捐血與輸血體系的著名比較分析，《禮物關係》（*The Gift Relationship*）。

2 這是消費者組織應該要關心的事情。

3 事實上，即便此事也並非毫無疑問：福克蘭戰爭（the Falklands War）的證據顯示，受到重傷的士兵沒有馬上得到緊急治療而被丟在寒冷的戶外過夜，其存活率更高。解釋此一現象的論點是，躺在寒冷當中減緩了身體的運作，而容許內部的傷口結痂、堵住血液的流失；而將傷者移動並且透過輸入液體來恢復血壓，則使得體內的血管無法封閉（但也參見本書序言的註二）。當然，如果只訴諸於「除錯樹」來解決問題的話，由於個體的差異依然重要，而我們的瞭解還是很有限，那事情可能會出大差錯。

4 如同幾近所有這類二元對立在此有相當程度的重疊。因此我們或許可能完全瞭解像是心臟移植或乳房切除術的因果鏈，但它們能夠延長生命多久的真實圖像，還是需要平均計算所有這些手術的效果，並且和不進行醫療介入做比較。

5 對於介於兩者之間的例子之相關討論，請參見本書第八章註五。

6 我們在此忽略一些比較微妙的作用，像是你吸菸也會鼓勵他人吸菸，以及你吸菸就支持了香菸產業，而間接提供其他人更多的吸菸機會等這類明顯的例子。

7 有趣的是，堅果過敏每年在美國造成超過一百人以上死亡，但是沒有人建議要全面禁止堅果。這使得三合一疫苗所激起的強烈情緒顯得更為尖銳，畢竟三合一疫苗帶來許多的好處。

8 對於政治的速度，或者就這個例子而言，父母選擇的速度快過了科學的速度，較為系統性的分析請參見柯林斯與伊凡的〈第三波〉論文。

9 某些宗教團體是例外。

10 即便我們參考的是有同儕審查的期刊，也不能單純地信賴我們所讀到的東西。儘管關於同儕審查制度有許多正面的修辭，嚴格管控的出版管道所出版的技術性醫學論文還是有許多錯誤；即便刊登在最主流期刊的論文，仍只有靠長久的經驗才有助於區別何者妥當而何者可疑。柯林斯在《重力的陰影》(*Gravity's Shadow*)這本書中指出，即便物理科學期刊的論文也不能輕信；某些已經出版的論文表面上看來極為重要，但「內行」的科學家卻經常對它們置之不理。

11 有大量的研究文獻探討資訊蒐集如何有別於發展出技藝和理解，但它們似乎一再遭到有系統地遺忘。因此，對於那些想讓教育變得更便宜的人而言，遺忘掉專家技能和資訊之間的差異是更有利的，因為如此一來，大規模的遠距教學就可以取代有經驗而薪資高的教師。在政治光譜的另一端，對那些偏好將所有的知識都加以民主化的人，忘掉這樣的差異是有利的，因為如此一來他們就能宣稱，常民可以透過閱讀等方式取得必要的理解，來挑戰專業人員，而不需要接受專家訓練。

12 柯林斯的《人工專家》(*Artificial Experts*)說明了何以如此的理由。

13 這不意味著我們主張全面將經濟思考運用於健康。對健康經濟學的批評，參見Ashmore, Mulkay, and Pinch, *Health and Efficiency*。

14 這並不是指我們不需要對另類選擇繼續做一些科學研究，但這和容許消費者來選擇醫學的走向不同。

15 在今天的西方國家，生產的母親死亡率只有萬分之一。

16 關於醫藥產品和醫療介入是個主要的死因，參見Hasslberger, "Medical System Is Leading Cause of Death and Injury in US"。外科的死亡數字來自參議院在一九七四年所進行的一次調查，引自若依．波特(Roy Porter)《賜與人類的最大福祉》，頁687。

17 這兩本書也站在科學那一邊，雖然我們的批評者與部分同僚都沒能注意到這點。

譯後記

1 本文關於SSK的介紹主要參考Jan Golinski, *Making Natural Knowledge: Constructivism and the History of Science* (Cambridge University Press, 1998), pp. 1-37。中文的介紹與討論也可參見希斯蒙都（Sergio Sismondo）著、林宗德譯，《科學與技術研究導論》（群學，2007）。

2 Trevor Pinch, *Confronting Nature: The Sociology of Solar-Neutrino Detection* (Reidel, 1986).

3 Wiebe E. Bijker, Thomas P. Hughes, and Trevor J. Pinch (eds.), *The Social Construction of Technological Systems: New Directions in the Sociology and History of Technology* (MIT Press, 1987).

4 H. M. Collins, *Gravity's Shadow: The Search for Gravitational Waves* (University of Chicago Press, 2004); H. M. Collins, *Gravity's Ghost: Scientific Discovery in the Twenty-First Century* (University of Chicago Press, 2011).

5 孔恩（Thomas Kuhn）著，王道還等譯，《科學革命的結構》（遠流，1989）。

6 關於孔恩、維根斯坦與SSK的關係，參見Golinski, *Making Natural Knowledge*, pp.13-27; 希斯蒙都（Sergio Sismondo），《科學與技術研究導論》，頁26-37；以及《科技、醫療與社會》第十八期（2014/4）「《科學革命的結構》五十年」專輯中，傅大為、戴東源與鄭凱元的論文。柯林斯對於孔恩與維根斯坦的討論，參見H. M. Collins, *Changing Order: Replication and Induction in Scientific Practice* (London: SAGE, 1985), pp.12-16。

7 以下關於柯林斯學說的介紹，主要參考Collins, *Changing Order.*

8 其他研究者不會花大時間嘗試重複別人做出來的結果可能還有其他原因，除了柯林斯所提到的因素外，某些研究耗資巨大，如追尋所謂「上帝粒子」的研究需要龐大團隊與極為昂貴的設備，不太容易有其他團隊另起爐灶來重製其研究成果。另一方面，某些具有應用價值的研究發現，則幾乎一定會有其他團隊試著重製其研究成果，而有些造假案，如日前日本女科學家小保方晴子的幹細胞研究（在醫學上有很大的應用潛力），就在其他研究團隊無法重製的情況下遭質疑，而後被判定造假。

9 Collins, *Changing Order*, pp. 51-78.

10 波蘭尼著，許澤民譯，《個人知識：邁向後批判哲學》（商周，2004）。柯林斯對於此一課題的探討，可參考Harry Collins, *Tacit and Explicit Knowledge* (University of Chicago Press, 2010).

11 該爭論也點出了重製的許多困難，包括當時美國與英國醫界對於癌症治療與臨床試驗都有不同的做法、兩國不同的醫學制度與醫院系統等，都使得對同一種療法的臨床試驗難以在完全一模一樣的方式下進行。此外，不同於TEA雷射的案例，梅約診所進行試驗時拒絕了鮑林與卡麥隆在研究設計上提供指導協助的建議。「核心群組」是柯林斯提出來的概念，用來指稱研究某一領域或課題的科學家，他以此一更為特定的概念來取代過去過於籠統的「科學家」、「醫學界」或「物理學者」等範疇。核心群組要比上述範疇小得多，有時候核心群組的人數只有十餘人而已。參見Collins, *Changing Order*.

12 柯林斯將科學分為三種狀態（phases），分別是孔恩所謂的常態、革命狀態以及發生上述爭議的「非常狀態」（extraordinary phase），參見Collins, *Changing Order*, pp.3-4。

13 柯林斯的近作對這樣的想法做了有系統的闡述，參見Harry Collins, *Are We all Scientific Experts Now?* (Polity Press, 2014).

14 這種以社會「科學家」自居的定位也可見諸愛丁堡學派一些成員，其「自然主義」（naturalism）的研究主張有異曲同工之妙。

15 Harry Collins and Trevor Pinch, *The Golem: What Everyone should Know about Science* (Cambridge University Press, 1994); Harry Collins and Trevor Pinch, *The Golem at Large: What You should Know about Technology* (Cambridge University Press, 1998).

16 H. M. Collins, *Artificial Expert: Social Knowledge and Intelligent Machines* (MIT Press, 1990); Harry Collins and Robert Evans, *Rethinking Expertise* (University of Chicago Press, 2007).

17 H. M. Collins and Robert Evans, "The Third Wave of Science Studies: Studies of Expertise and Experiene," *Social Studies of Science* 37/2 (2002), pp. 235-296.

18 Collins, *Are We all Scientific Experts Now?*

19 Trevor Pinch and Frank Trocco, *Analog Days : The Invention and Impact of the Moog Synthesizer* (Harvard University Press, 2002).

20 Nelly Oudshoorn and Trevor Pinch, *How Users Matter: The Co-Construction of Users and Technology* (MIT Press, 2003).

21 關於愛丁堡學派中文的介紹與討論，參見黃之棟、黃瑞祺、李正風主編《科技與社會：社會建構論、科學社會學和知識社會學的視角》（群學，2012）。

22 史蒂文・謝平，賽門・夏佛著；蔡佩君譯，《利維坦與空氣泵浦：霍布斯、波以耳與實驗生活》（行人出版社，2006）；Steven Shapin, *Social History of Truth: Civility and Science in Seventeenth-Century England* (University of Chicago Press, 1994)；Donald A. MacKenzie, *Statistics in Britain, 1865-1930: The Social Construction of Scientific Knowledge* (Edinburgh University Press, 1981).

23 例如，Richard Noakes,"Ethers, Religion and Politics in Late-Victorian Physics: Beyond the Wynne Thesis", *History of Science*, 43 (2005), pp. 415-455.

左岸醫學人文 236

科倫醫生吐真言

醫學爭議教我們的二三事

作　　者　哈利・柯林斯（Harry Collins）、崔佛・平區（Trevor Pinch）
譯　　者　李尚仁
總 編 輯　黃秀如
責任編輯　林巧玲

社　　長　郭重興
發行人暨出版總監　曾大福
出　　版　左岸文化
發　　行　遠足文化事業股份有限公司
231新北市新店區民權路108-2號9樓
電話　(02)2218-1417　　傳真　(02)2218-8057
客服專線　0800-221-029　　E-Mail　service@bookrep.com.tw
網站　http://blog.roodo.com/rivegauche
法律顧問　華洋法律事務所　蘇文生律師
印　　刷　成陽印刷股份有限公司
初版一刷　2016年4月

定　　價　380元
I S B N　978-986-5727-35-2

科倫醫生吐真言：醫學爭議教我們的二三事／
哈利・柯林斯（Harry Collins），
崔佛・平區（Trevor Pinch）著；李尚仁譯.
－初版.－新北市：左岸文化出版：遠足文化發行，2016.04
面；　公分.－(左岸醫學人文；236)
譯自：Dr. Golem : how to think about medicine
ISBN 978-986-5727-35-2（平裝）
1.醫學
410　　　　　　　　105004698